スマホアイ

眼科専門医が教える
目と脳と
体を守る方法

松岡俊行
眼科専門医

アスコム

はじめに

今日、どれだけスマホの画面を見ていますか？

スマホを使いすぎると、目に悪い。
誰もがそう思っているはずです。

視力が落ちる、目が疲れる、乾く、かすむ

といったことは容易に想像がつくし、
実際に経験している人も多いでしょう。

でも実は、スマホの本当の怖さは別にあります。

たとえ視力検査の数字が悪くなくても

眼球運動が鈍くなる、視野が狭まる

内斜視の原因になる、依存性を高める

などの悪影響が生じることがあるのです。

そしてそれらが、運動能力や学習能力、

コミュニケーション能力の低下も招くとしたら……

そんな「スマホアイ」の恐ろしさと、スマホとの上手な付き合い方を眼科医の知見から解説するのが本書のテーマです。

今は趣味や仕事にも、子育てにも、スマホが手放せない時代です。
「ちょっと見すぎかな？」と日頃から感じている人には
ぜひ本書を読み進めていただきたいと思います。

スマホというと、脳への悪い影響や依存の怖さがよく語られます。

そんなスマホとあなたのいちばんの接点は「目」です。

目と脳は直結しています。
目が情報の入り口であり、あなたの反応や行動のきっかけなのです。

「スマホアイ」になると…

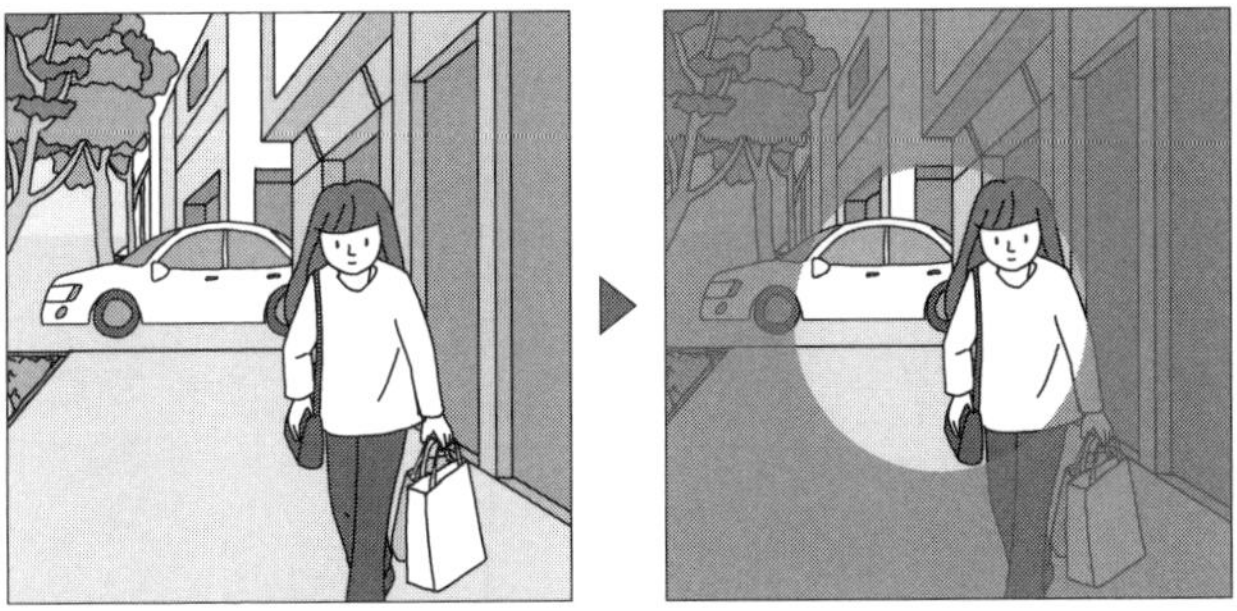

「周辺視野」が狭くなり、危険に!

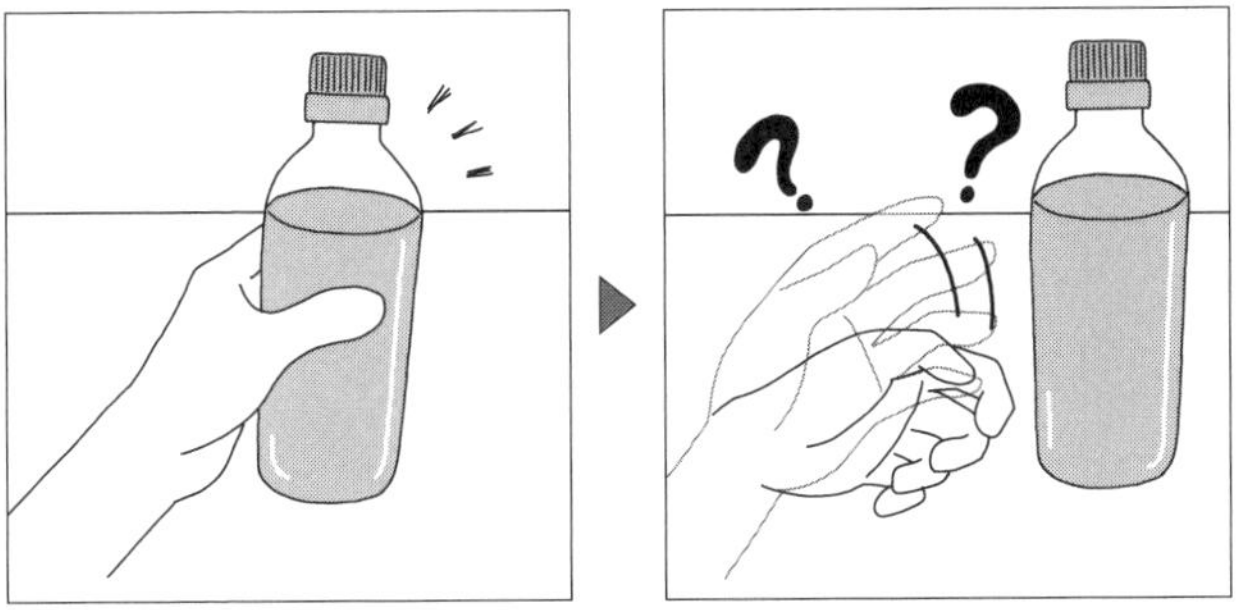

遠近感・立体感がつかめず、運動が苦手に!

これはほんの一部。詳しくは本編で解説します!

「見える」ことの本当の価値とは

ここで一つ質問です。

なぜ、私たちには目がついているのでしょうか？

当たり前のことすぎて意外と答えるのが難しいですよね。

そもそも地球上の生物に目が出現したのは、「カンブリア爆発」が起きたころだと考えられています。

今から5億4千万年前、突如として地球上に多種多様な生物が生まれました。それが「カンブリア爆発」です。

どうしてそんな現象が起きたのでしょうか？
諸説あるようですが、
古生物学者のアンドリュー・パーカー氏が提唱したのが
「目の誕生がきっかけではないか」とする説です。

あなたは、視覚、聴覚、嗅覚、味覚、触覚という
五感を頼りに生きています。

目覚ましの音で朝起きて、顔を洗って歯を磨き、服を着替えて朝ごはんを食べ、
スマホやテレビを観ながら、香り豊かなコーヒーを飲む。

そんな日常を送れるのは五感をフル活用しているからです。
そして五感のなかでも圧倒的に情報量が多いのは、

目から入ってくる視覚情報です。

人間が知覚する情報のうち、
8割が視覚からの情報とされています。

朝から子どもが走り回っているのを見たら、追いかけて注意するかもしれません。
もしコーヒーがこぼれそうなのを見たら、とっさに避けるでしょう。

光を感知して映像を結ぶ目の機能は、
あなたの脳にものすごい量と質の情報を与えてくれます。

目から得た情報に反応して、
あなたは考えたり動いたりします。

何があるのか見える。
どこにあるのか見える。
何が起きているのか見える。

〝見えるから〟やること、できることが、とても多いことに気がつくはずです。

これが、生物の爆発的な進化に関わっていると考えられています。

古代の生物の世界は、弱肉強食。食うか食われるかの狩りの世界。
捕まえるほうも、逃げるほうも、見えるほうがずっと有利です。
相手がどこにいて、何をしようとしているのか。

自分の身に何が起きようしているのか。
それらが見えるようになったことで、
生物はいろんな動きができるようになったり、形を変えたりして
急激に進化したというのです。

あなたは普段、狩りはしないでしょう。
他の生物に食べられてしまうような危険もないでしょう。

でも、車が向かってくるのが見えたら避けますよね。
段差や坂道はよく見て気をつけて降りるし、
モノが飛んでくるのを見たら身を守りますよね。

全部、見えるからできることです。

この、気が遠くなるほど長い年月をかけて獲得した

「見る機能」が今、壊されようとしています。

ただ視力が落ちるという話ではありません。

運動や勉強が苦手になったり、

コミュニケーションがうまくとれなくなったり、

場合によっては子どもの健全な成長が阻害されたりする危険があるのです。

その元凶が「スマホアイ」です。

私たちの目は異常な環境にさらされている

昔から「本ばかり読むと目が悪くなる」

「テレビばかり見ていると目が悪くなる」

「ゲームばかりすると目が悪くなる」

などと、いろんなものが〝目の敵〟にされてきました。

最近はもっぱら「スマホ」です。

なぜなら、こんなにも目の間近で

小さな光る画面を凝視する生活は
過去になかったからです。

ここで2つ目の質問です。
世界で一番、目がいいのは誰だと思いますか？

なんとなく、自然豊かなところに住む人という想像はつくかもしれません。
そう、世界一の視力を誇るといわれているのは
アフリカのタンザニアにいるハッザ族という民族だそうです。

あるテレビ番組で視力を検査したところ、なんと11・0！
日本人は2・0もあれば「すごく目がいい」といわれますが
まったく比較になりませんね。
ちなみに視力11・0もあると、
ビルの14階ほどの高さから地上のパスタの麺を1本ずつ数えられる

くらい、遠くがよく見えるそうです。

同じく目がいいことで有名なマサイ族は、
平均視力が3・0〜8・0といわれています。
これもまた驚異的です。

彼らのような目がいい人達に共通するのは、
サバンナのような環境で、いつも遠くを見る
ライフスタイルであること。

一方で私たち日本人、特に都市部で暮らす人たちは

遠くを見る機会が少なく、
逆に近くばかり凝視しています。

そして視力はどんどん下がっています。
裸眼視力が1・0未満の小学生の割合は
1979年度は17・9%だったのが

2022年度は37・8%に倍増しています。

（文部科学省「学校保健統計調査」）

視力の低下は、遺伝や、様々な環境要因によるものなので、
何が原因なのかを一概に決めつけることはできません。

ただ、近くを見ること（専門的には近業といいます）が

とても多い環境は、目にとって決してよくない、

異常な環境であることは間違いありません。

ゲームにしてもテレビにしても、
近くばかりを凝視することが目に悪いとされています。
ただし眼科医の立場からいわせてもらえば

スマホの怖さはテレビやゲームの比較になりません。

なぜなら冒頭で述べた通り、運動能力や学習能力の低下など
近視にとどまらない悪影響を及ぼすからです。
特に、目も脳も発達途上にある子どもへの影響は甚大です。

毎日歯を磨くように目もケアしてほしい

どうして今、この本を書こうと思ったのかというと

目の健康リスクに対する危機意識が低い

のではないかと日々感じているからです。

私は大阪府吹田市でクリニックを営む眼科医です。
私のクリニックには、たくさんの親子連れの患者さんが来院されます。
患者さんのなかには、お子さんの視力が0・1よりも低くなってから
ようやく来院される方もいらっしゃいます。

もう少し早い段階で来ていただきたいな、と思うこともしばしばです。
お話を聞くと、こんな風におっしゃいます。
「子どもが大丈夫というものだから、つい…」

たしかにそうなのかもしれませんが、
子どもの目がどんなふうに見えているかはわかりませんから
親が気をつけてあげるしかありません。

おそらく、少しくらい視力が低くても
メガネやコンタクトレンズで見えるようになればいい
と思っているのではないでしょうか。
でも目の機能の悪化、スマホアイの怖さは

それだけではないのは前に述べたとおりです。
最近は歯並びや噛み合わせが全身に及ぼす影響がよく知られ
デンタルケアに熱心な方が増えました。

歯のケアと同じく目のケアも大切です。

そして子どもの場合は、親がケアしてあげるのがいちばんなのです。

スマホを使わない生活は、もはや不可能でしょう。
私もスマホがないと困りますし、子どもに使わせることもあります。
ただ、使い方に気をつければ、

目にかかる負担は大きく減らせます。

本書にはスマホアイの「え？」と驚くような怖い事実と

スマホアイを防ぐ方法をギュッとまとめました。

ぜひ本書を参考にスマホを上手に使って
今日からあなたやご家族の目を大切にしてください。

松岡俊行

CONTENTS

第2章

「スマホアイ」で目に何が起きているのか？

第3章

「スマホアイ」は脳も壊す

第4章 「スマホアイ」は予防できる

第5章 「スマホアイ」は改善できる

CONTENTS

第1章

新現代病
「スマホアイ」

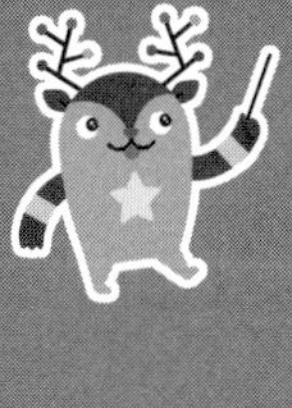

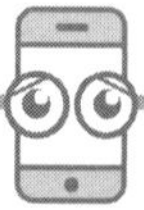

目の機能に異常が起きる「スマホアイ」

スマホを手放せないからこそ要注意

あなたはスマホが手元からなくなったら何日耐えられますか？
ある調査では、**1日も耐えられないと答えた人は、30代以下の女性で50％を超えた**そうです。

言うまでもなく、スマートフォン（スマホ）の登場は、私たちのライフスタイルを大きく変えました。今や電話やメール、カメラ撮影に加えて動画や音楽の視聴にＳＮ

Sやチャット、さらには読書やゲーム、調べ物にお買い物などなど、さまざまなことが、どこにいてもたった1台の端末で行えます。

また、子育てしている親世代にとっても、その存在はありがたいものでしょう。**家事で手が離せないときや、外出先で子どもが泣き止まずに困ったとき、また在宅で仕事をしている際に静かにしてほしいときなど、誰もがスマホの存在に頼ったことがある**のではないでしょうか。ちなみに、東京大学大学院情報学環の橋元良明教授（情報社会心理学）の研究室が、**0歳から6歳の第1子を育てる母親を対象に実施した調査では、0歳児を育てる母親の34・9%が、子どもにスマホに触らせたことがある**と回答。1歳児以降では6割を超えているというから、驚きです。

便利を超えた、なくてはならないアイテム。それがスマホです。

ただ、**そのスマホが、子どもたちの目に、もっといえば子どもたちの将来に恐ろしい影響を与えている**としたら、あなたはどうしますか？

「スマホ用の目」3つの特徴

スマホに頼れば頼るほど、私たちの「目」はストレスを受け続けることになります。たとえばみなさんが、スマホを使用しているとき、目と端末の距離がどれぐらいあるか、ぱっとは答えられない人がほとんどではないでしょうか？

私たちがスマホを利用する際、目と端末との距離はおよそ20センチほどしか離れていません。さらに、1時間以上そのような状態でいることも珍しくはありませんよね。もちろん、この状態は目にとって決していいことではありません。

人類の目は、長い時間をかけて環境に適応し、進化を遂げてきました。生物の変化はそう簡単には進むものではありませんし、何千年単位、何万年単位といった気の遠くなるような歳月が必要となります。一方で、スマホが世の中に登場してからまだ20

年も経っていません。**私たちの目がスマホを見るのに適したつくりにはなっていない**のは言うまでもないことです。

それにもかかわらず、20センチほど先の小さな画面に、しかも長時間ピントを合わせ続ける人がなんと多いことか。

この目にとってストレスフルな状況になんとか適応しようともがいた結果、誕生するのが「スマホアイ」です。この言葉は私が定義した言葉で、要するに**近くの狭い範囲を見ることに慣れた「スマホ用の目」**のことで、具体的には次のような特徴があります。

- 眼球運動が鈍い
- 視野が狭い
- 両眼視機能が弱い

そしてスマホアイには、それによって引き起こされるさまざまな症状があります。

- 調節緊張／調整麻痺（スマホ老眼）
- 急性内斜視
- 近視の進行
- 眼精疲労（疲れ、かすみ、充血、頭痛、肩こりなど）
- ドライアイ

さらに、睡眠不足や自律神経失調、スマホ依存など間接的に与える影響まで含めると、もっと広範囲に及びます。

スマホアイから守りたいのは子どもたちの目と脳

とても素敵な風景に出逢うと、スマホやデジカメで写真を撮っておきたくなります。

でも、さぞきれいな写真が撮れただろうなとワクワクしながら見てみると、「あれ？

なんか違う」とがっかりしてしまうことがありませんか？ これは、**私たちが目で直接見て認識しているものは、脳で複雑に処理された映像**だからです。ものを見るという行為は、目だけでは完結しません。脳も関係しているのです。両目で捉えた大量の情報が脳へと送られて初めて、人は目に見えているものを認識できます。**私たちは目ではなく、脳でものを見ているのです。**

そのためには、目が受け取った大量の情報を脳が的確に処理する必要があります。この能力は、生まれながらに身についているものではありません。生まれてから10年ほどの間に、さまざまな経験を積むことで培われます。

そんな大事な時期に**スマホばかり使っていると、ものを見る能力を十分に獲得できないばかりか、脳にもマイナスの影響を与え、子どもの健やかな成長に待ったをかける恐れさえあります。**

では、次からは「スマホアイ」が子どもたちに、実際どのような影響を与えているのかを見ていくことにしましょう。

視野が極端に狭くなり運動が苦手に！

歩きスマホで人にぶつかりそうになる本当の理由とは？

駅や街中で「歩きスマホ」をしている人をよく見かけます。みなさんも、よくないとわかっていながら、仕事でどうしても見なければいけないなど、ついやってしまうことがありますよね。なかには、**スマホでメールやニュースを読みながら歩いていると、突然目の前に人が現れてうっかりぶつかりそうになる**……そんな経験がある人もいるのではないでしょうか。

このとき、あなたの目のピントはスマホの小さな画面に合っています。すると周囲

正常な視野

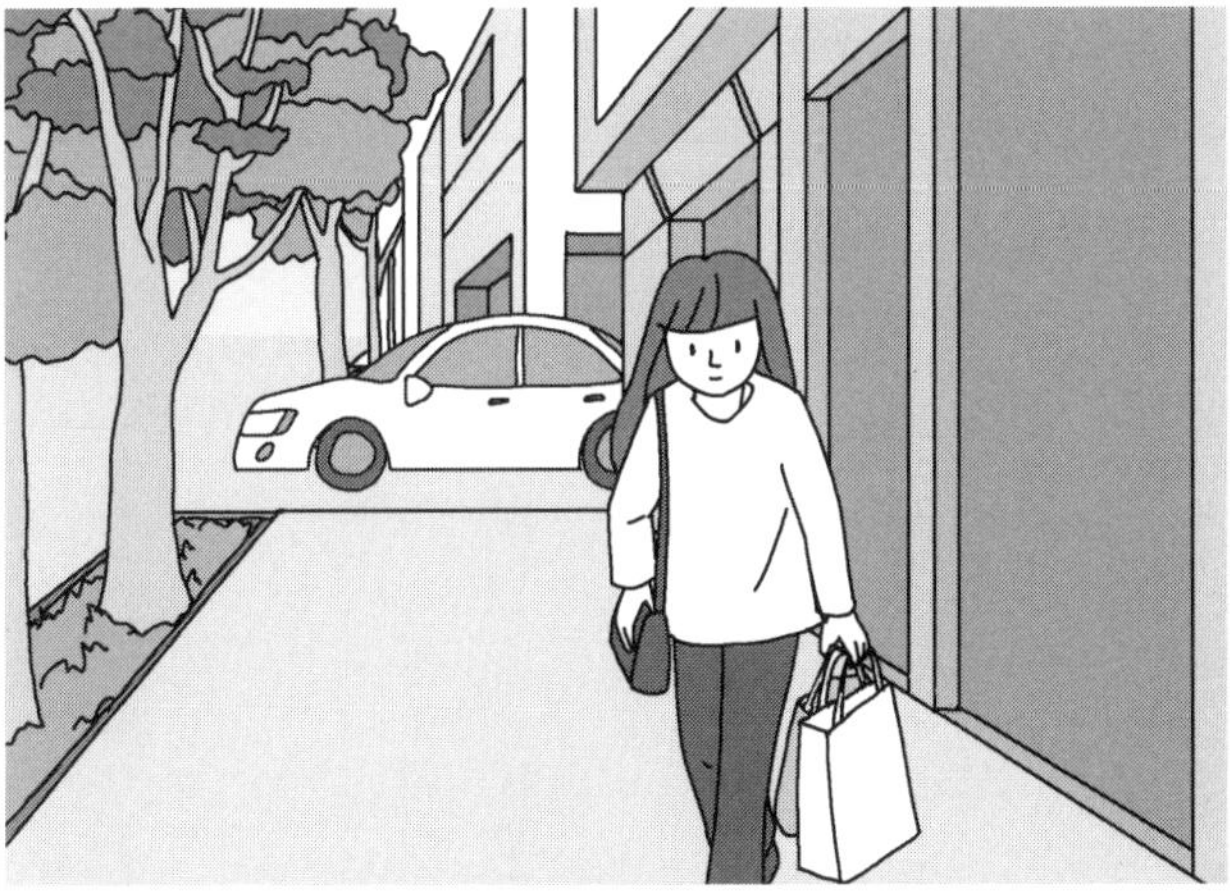

スマホアイ

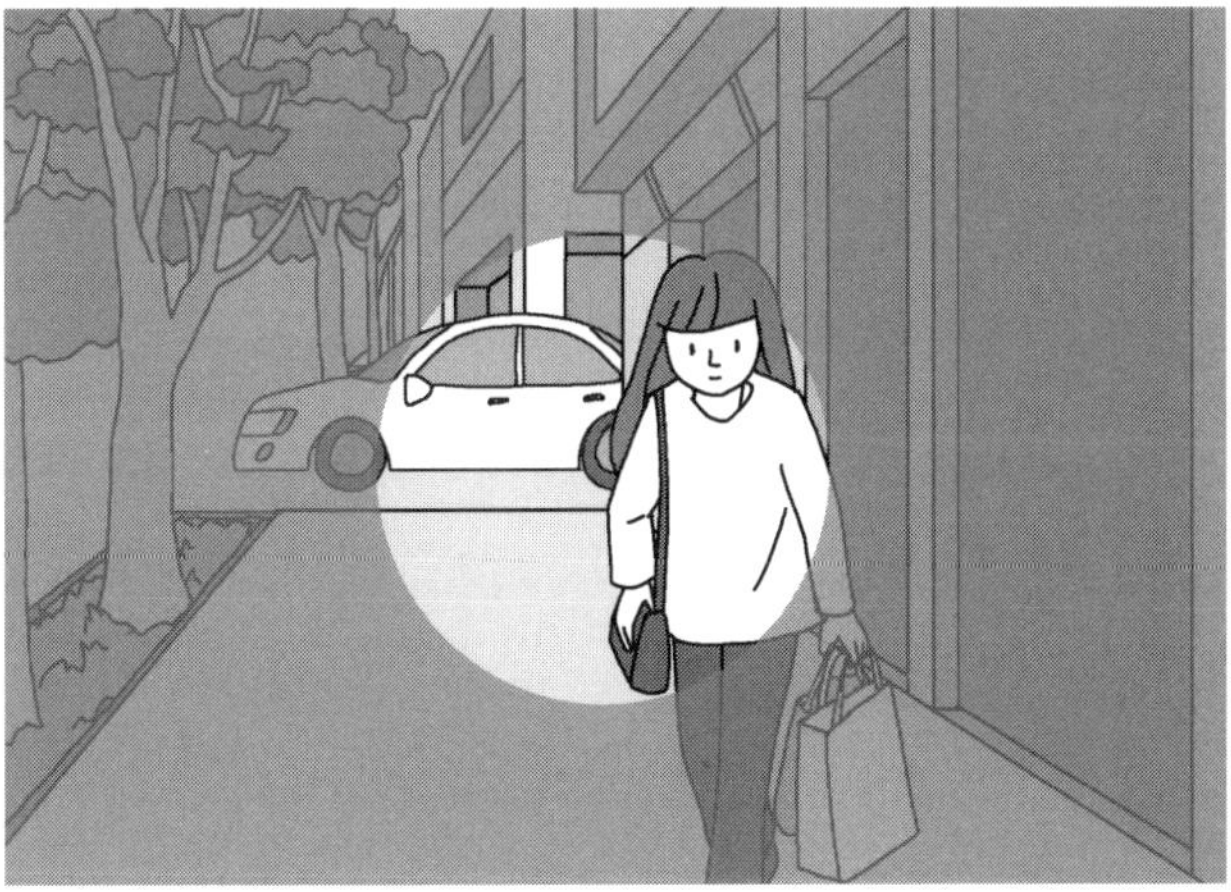

が視界に入っていても、実は認識されていないことがあります。**単に注意が散漫になるだけでなく、視界に入っても認識できない、つまり周囲が〝見えていない〟状態になるのです。**

このような視野の狭窄《きょうさく》は「スマホ視野」ともいわれ、愛知工科大学の小塚一宏名誉教授によれば**「画面を凝視している状態では視野の95%が失われる」**という実験結果もあるそうです。

そもそも、ものが「見える」のは、目に映ったものを脳が認識しているからです。ところが視界の中心にある対象物だけを凝視していると、脳は「周りは見なくていいや」と判断します。周辺視野の視細胞は機能していて、脳へ刺激が伝わっているにもかかわらず、認識しなくなるのです。

怖いのは、ずっとスマホの画面ばかり見ていると中心ばかりに注意が向けられ、**周**

辺視野の刺激を感じないように脳が調教されてしまうようなこと。幼いころからスマホの画面を凝視することに慣れてしまっている場合は、周辺視野に注意を向けるための経験が不足したまま成長していくことになります。

その結果、**本来は広いはずの視野が狭まり、視界の中心しか認識できないスマホ仕様の目になってしまう**のです。

「運動が苦手」は視野が原因のことも

周辺視野は歩きスマホで起きるような危険から身を守るためにも大切ですが、運動能力にも深く関わっています。

たとえばプロのサッカーなどでは「視野が広い」といわれる選手がいます。周りの選手の動きがよく見えていて、意表をつくようなパスを出したりする選手です。後ろにも目がついているの？　と思うほど彼らの周辺視野を見る能力は優れています。

このような能力は生まれつき備わっているわけではありません。**子どものころから外に出ていろいろな経験を積むことで周辺視野にも注意が向くようになり**、ボールや石が飛んできたときに「これは避けなきゃいけない」などと判断するなかで、視野の広さが磨かれていくわけです。

ところが**小さいころからスマホ漬けで視野が狭くなると、人とよくぶつかってしまったり、飛んできたボールを避けたり捕ったりするのが苦手になったりすることがあります。**そんな経験が積み重なると、スポーツ自体が嫌になってしまう子どもも少なからず出てくることでしょう。運動神経や筋力などとは関係がなく、**目のせいで運動が苦手になってしまう**ことだってあるのです。

立体感、遠近感もつかめない

両目がうまく使えなくなる

遊園地のアトラクションなどにある、3Dで飛び出してくる映像を見たことがあるでしょうか。とっても臨場感があって楽しいアトラクションですが、実は飛び出して見える人と、そうでない人がいます。

これは、**目の「両眼視機能」がうまく働いているかどうかの違い**です。

両眼視機能とは、同時に両目でものを見る能力のことで、水中から陸上へ上がった

両眼視機能のメカニズム

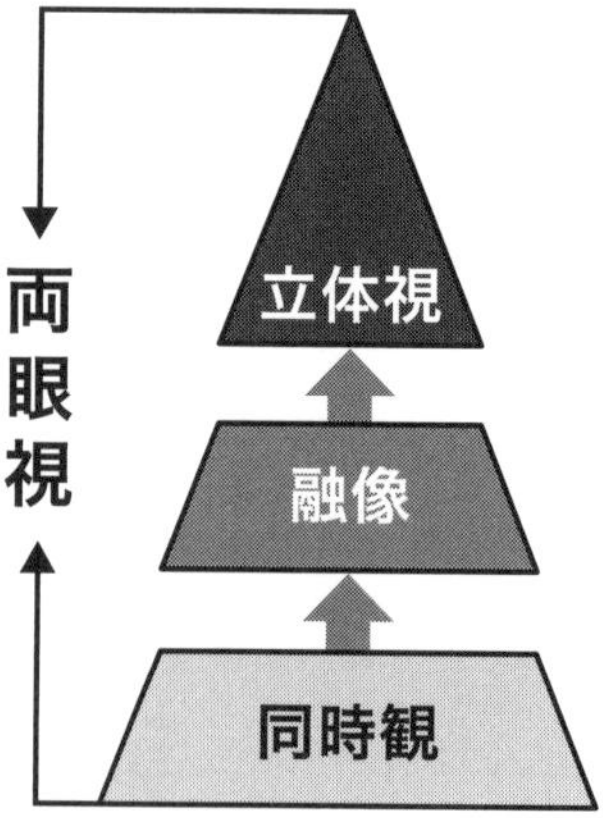

両眼視はこの図のピラミッドを作り上げていくように形成されます。まず同時視ができるから融像ができて、同時視・融像ができることによって立体視ができます。これを瞬時に行う両眼視はとても高度な機能です。

生き物のなかで、人をはじめとした限られた動物だけが身につけています。この機能は同時視、融像、立体視に分類されます。左右の目で捉えた情報を脳内で合わせることで、立体感のある映像として認識することができ、遠近感もつかめるわけです。

なんだか難しくてピンとこない人は、もし近くにゴミ箱があったら、丸めた紙を投げ入れてみてください。**最初は両目で見て、次に片目をつむってやってみると、片目のときは遠近感がうまくつかめないのがわかる**と思います。もしくは、

正常な両眼視

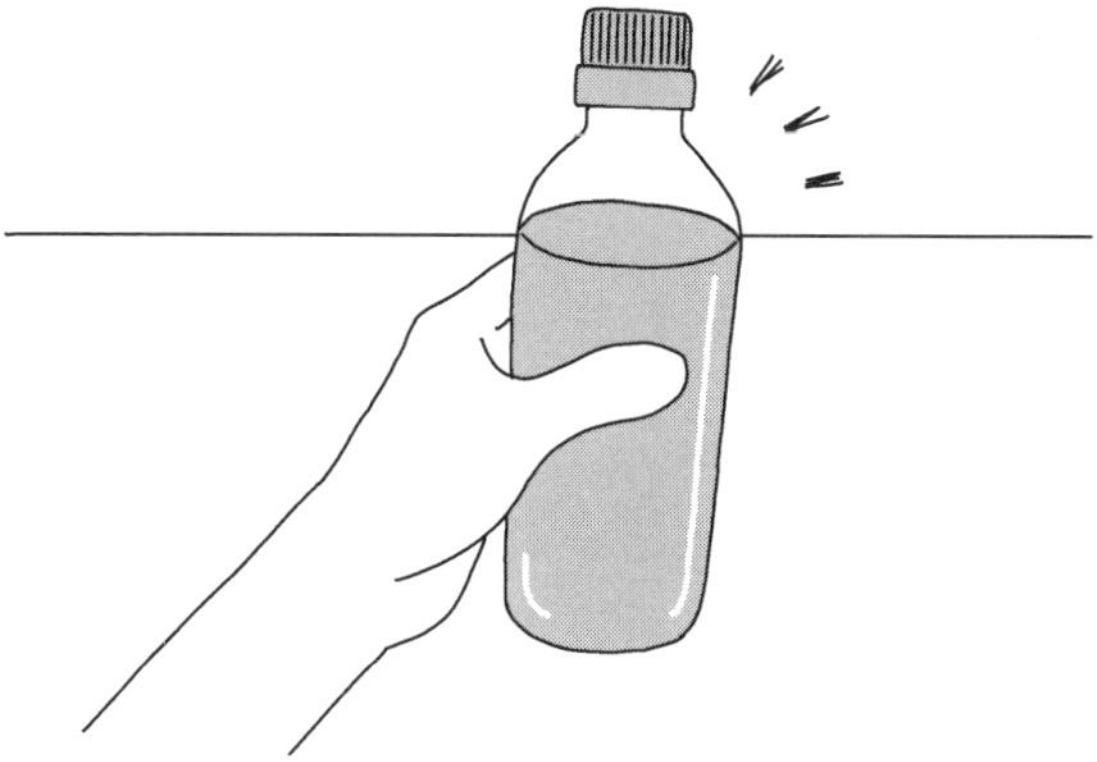

スマホアイ

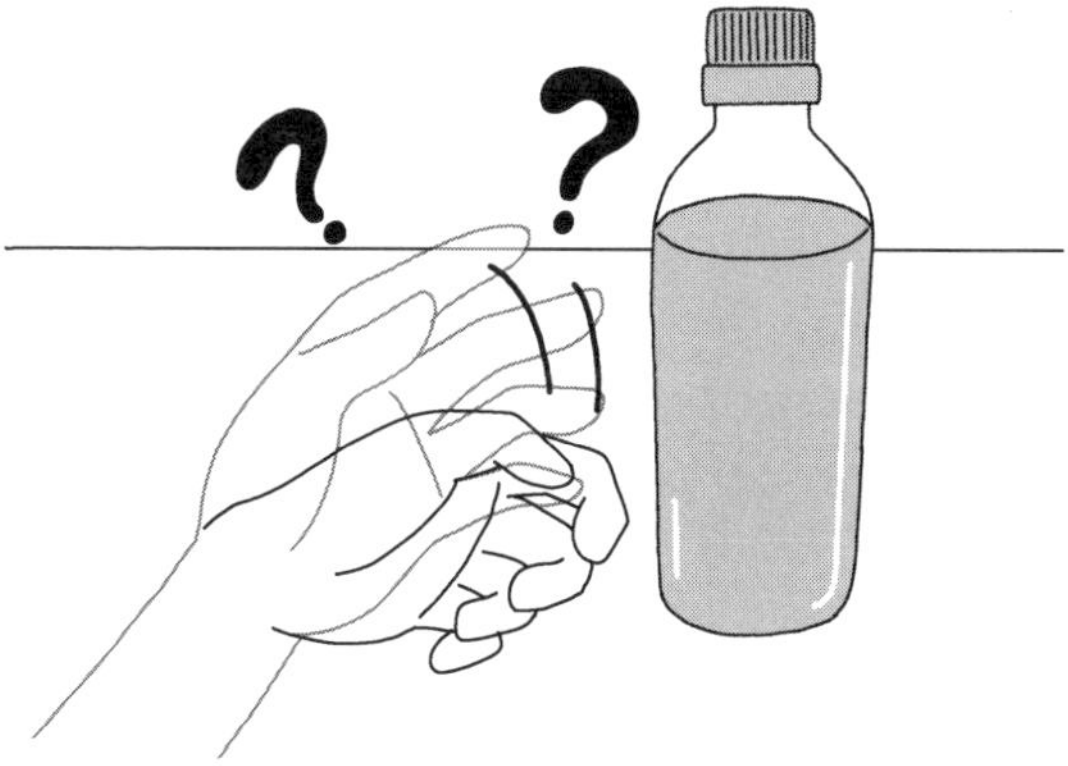

その辺にあるコップやペットボトルを片目でつかもうとすると、ちょっと距離感に不安がありませんか？　それは両眼視機能が働いていないからです。

この両眼視機能が、スマホの使いすぎによってうまく働かなくなる危険があります。もし、**あなたのお子さんが20センチや15センチなど、非常に近い距離でずっとスマホを見ているとしたら危険です。**

両目で近くを凝視すると黒目が中央に寄った「寄り目」の状態で固定されます。それが長時間続くと**黒目が内側に寄って戻らない急性内斜視になる**ことがあります。両眼視機能は、視力に左右差がある場合や、内斜視などで目の位置や眼球運動に異常があるとうまく働きません。

急性内斜視は一時的なものですが、スマホの使いすぎで内斜視が続くと片目で見るくせがついたりしますし、寝転がってスマホを使うと左右の視力に差ができたりします。こうしたことが結果的に両眼視機能に悪影響を及ぼすのです。

また、両眼視機能は、生後さまざまな経験を積むなかで磨かれていきます。**子どものころからスマホばかり見ていると、疲れるうえに経験も不足して両眼視機能が十分に育まれない危険もあるでしょう。**スマホの画面は平面ですから、立体視ができなくても文章を読んだり漫画を読んだり動画を見たりできますよね。そういう平面環境に合った目になってしまうともいえます。

自転車や車で事故を起こしやすくなる危険も

さて、立体視を含む両眼視機能が弱いと、どんなことが起きるでしょうか。

まず**遠近感がうまくつかめず、階段を踏み外したり、つまずいたり、何かにぶつかったりしやすくなります。**先に紹介した「視野狭窄」と同じく、両眼視機能の低下も運動能力に大きく影響してくるのです。

具体的には、**自分に向かって飛んできたボールをキャッチしたり、あるいはバット**

で打ったり、バスケットのゴールにシュートしたり、といったことがうまくできなくなるでしょう。たとえば、「足は速いが、球技が苦手」といった子は、要注意かもしれません。

また、自転車の運転でも、歩行者や障害物との距離感、自分の自転車の立体感などを把握できないために、事故を起こしやすくなってしまうかもしれません。

もちろん、自動車の運転も同様です。実際に、大型自動車やバスなどの免許を取る際には普通の視力検査とは別に「深視力《しんしりょく》」の検査があります。**深視力とは、遠近感や立体感、奥行きを捉える能力のことで、大きな車の運転には両眼視機能が重要と考えられている**のです。

この深視力については、行動評価システム研究所がスポーツビジョンと呼ばれる8項目とアスリートの競技力との関係を調査したところ、深視力による差が最も大きかったとも報告されています。

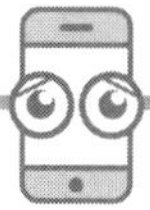

目が原因で学力も落ちる

目の機能の低下で集中力が続かなくなる

あなたは今、この本の文章をスムーズに読めていると思います。
上から下へと視線を動かして文字を読み取り、次の行へピョンと飛んでまた下へ。
スラスラと本が読めるはずです。でも、こんなふうになってしまう人もいます。

- 行を飛ばして読んでしまう
- 同じところを何度も繰り返して読んでしまう

●どこを読んでいるかわからなくなる
●指でなぞりながらでないと読めない

これは視力の問題ではありません。**たとえ視力が1・5だろうと2・0だろうと、先ほど述べた両眼視機能などの「視覚情報を分析し、認知・判断・理解する機能」に問題があると、このような症状が起こりえます。**

文章がうまく読めないのですから、集中できないうえに、読むだけで疲れてしまいます。当然、学習の効率は悪くなるでしょうし、やる気がなくなってしまうこともあるでしょう。

算数の計算は得意なのに文章題が解けないということもありえます。文章が頭になかなか入ってこず、計算に取り掛かるのが遅くなってしまうわけです。スマホが手元にあるだけで集中力が削がれるなどとよくいわれますが、スマホは見る機能を弱めることで間接的に子どもの勉強を邪魔していることもあるのです。

子どもの視力低下に気づかない親

また、単純に視力が悪い「近視」も学習効率を下げます。

子どもの目が悪ければメガネをかけさせればいいのでは、と思いますよね。それはそうなのですが、**問題は子どもが「どれだけ見えていないか」を親が正しく認識できていないケースがあること**です。私のクリニックには、子どもの視力が0・1くらいまで下がって初めて眼科に来たという親子もいました。

もっと早い段階で受診してくれたほうが近視の進行を防げますし、お子さんの生活も快適になるはずです。ところが親は**「子どもが困っていないと言うので」と、受診を遅らせてしまうことが実際にある**のです。

どうしてこんなことになるのかというと、子どもに「目が悪い」という自覚がないからです。

そんなことある？　と思われるかもしれませんが、幼いころから視力に問題がある子どもには、ありえる話です。

このような子は遠くがよく見えないことが当たり前なので、自分の目が悪いという感覚がありません。黒板に書かれた字がぼんやりとしていても、ピンボケした世界でずっと生きているがゆえに、特段、不便にも感じていないのです。

近視で黒板がぼやけて見えないと、他の子が受け取っている情報量を受け取れていないわけですから、学習面で大きなハンデです。**他人の表情が見えないと情操教育においても好ましくありません。**

小学校、特に低学年での学習面のつまずきはのちのち大きく響くことになります。**本当は活発な子が、視力に問題を抱えているために、学力がおぼつかず、ぼーっとしてやる気も出なくなる**といった可能性も十分に考えられます。

違和感を放置してはいけない。スマホアイのサイン

わかりやすいチェックポイント

子どもたちの将来を「スマホアイ」から守るために、日々のちょっとした変化に親である私たちは気づいてあげなければなりません。では、「もしかしたらうちの子スマホアイかも？」とも思われる行動や症状にはどんなものがあるのでしょうか？

お子さんがスマホアイ化していないか気をつけるポイントとして、次のようなことが挙げられます。

●目の様子がおかしい

●視力検査で受診を指示されたが放置している
●メガネが合っていない
●運動や勉強は得意なのに球技や音読が苦手

このままだとちょっと心配といった兆候レベルのものもあれば、もはやどっぷりスマホに浸かっているのではないかと疑われるものもありますよね。

ただ、お子さんがいずれかのケースに当てはまったからといって、「手遅れだった」と嘆く必要はありません。まず大事なのは気づいてあげること。そして進行を食い止めることが先決です。

では、それぞれの事例について、もう少し詳しくお話ししましょう。

視線がずれている

お子さんがものを見るときに、両目で対象を見ていますか？　**斜めに見ていたり、**

内斜視の外見の症状

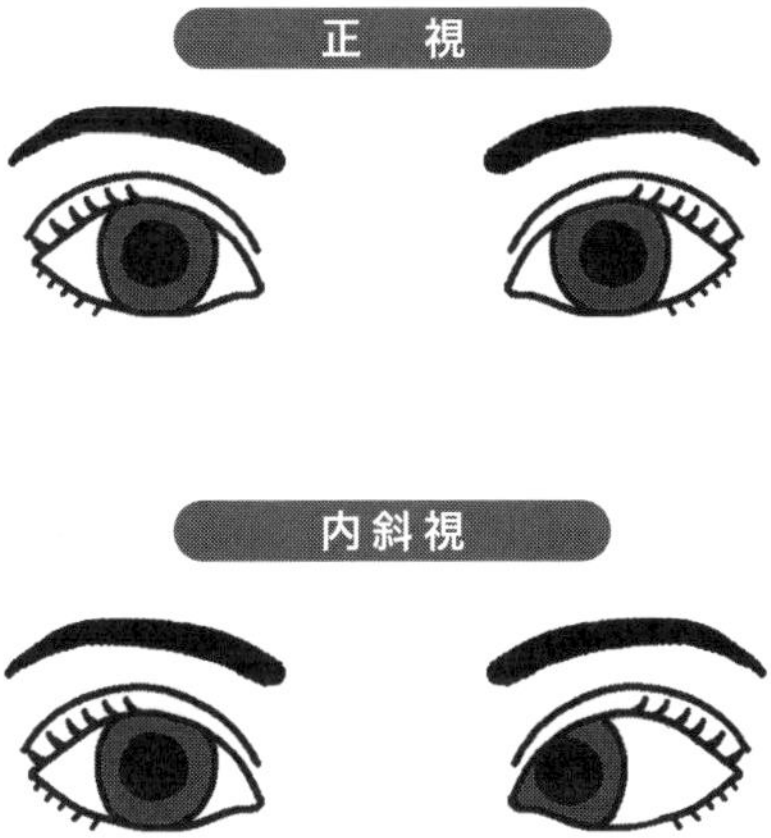

片目で見ていたりしたら、スマホアイのサインかもしれません。スマホアイが引き起こす目の症状には、眼精疲労やドライアイ、内斜視などが挙げられます。症状によっては、お子さんの外見から変調に気づけるものもあります。**特にわかりやすいのが、パッと見た目に現れる急性の内斜視**です。このような患者さんは、感覚的には、ここ数年で3～5倍も増えているように思われます。

内斜視になると片方の目が内側に不自然に寄るため、お子さんと目を

合わせて話していて「なんだか目が合わないなあ」といった具合にすぐに気づくことができます。

私のクリニックにも、お母さんがお子さんの内斜視に気づいて来院するケースが珍しくありません。**特に幼いお子さんは、両眼視機能が発達しきっておらず、目が不安定な状態ですので、急性内斜視が起こりやすくなっています。**

外見からわかる症状には、**眼精疲労などで起こる眼瞼痙攣《がんけんけいれん》**もあります。お子さんの瞼がぴくぴくしている場合は、まさにこの痙攣です。腕立て伏せをした直後は、腕がプルプルしますよね。それと同じで、眼瞼痙攣では目が疲労困憊になっています。内斜視とともに、明快なSOS信号だと考えてください。

スマホアイに限らず、お子さんの目になんらかのトラブルが起こっていると、**目やにが多い、眩しがる、目を細めてものを見る、目をよくこするといった兆候が出ます。**

また、斜視には目が外側を向く外斜視もあります。

お子さんのちょっとした変化にも気づけるのは、毎日顔を合わせる親だからできること。思春期に突入していると会話が減ることもありますが、なるべくお子さんと言葉を交わす機会を作るようにしましょう。なお、目の異変が確認された場合は自己診断せず眼科で診てもらうようにしてください。

視力が0・3未満なのにメガネをかけない

小学校や中学校では定期的に健診が行われ、その際に視力も検査されます。そこで問題があれば、眼科の受診をすすめられることになりますが、割と多いのが行かずじまいになるケースです。ドキッとした方もいらっしゃるかもしれませんね。そんな場合は、なるべく早く、お子さんを私たち眼科医のもとへ連れてきてください。

さて、**現在の学校での視力検査は370方式と呼ばれるものが主流になっています。**

１９９０年代から広まった方式ですので、親御さんが学生生活を過ごした年代によってはあまり馴染みがないかもしれません。

ランドルト環と呼ばれる「Ｃ」型のマークの向きで検査するのはそれ以前と同様ですが、用いられるのは、０・３、０・７、１・０の３つの指標のみ。**見え方はＡ（１・０以上）、Ｂ（０・７〜０・９）、Ｃ（０・３〜０・６）、Ｄ（０・２以下）の４段階で表示されます。**この４つの段階は、学校の授業の受けやすさとリンクしています。

このうち、Ａなら問題はありません。従来の視力でいうところの０・７〜０・９が当てはまるＢの場合、学校生活にはほとんど支障がないとされています。**Ｃになると授業を受ける際に多少の影響が生じ、Ｄは最前列に座っても黒板の字がよく見えないレベルです。**

医師の判断にもよりますが、受診をすすめられるのはＢ、あるいはＣの段階からです。Ｂの場合、スマホの影響などで目になんらかの問題が起こっている場合も考えられますので、一度、診てもらったほうがいいでしょう。ＣやＤの場合は言うまでもあ

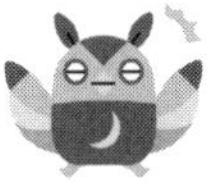

裸眼視力1・0未満の者の推移

		昭和54年度	62	平成9	19	25	26	27	28	29
幼稚園	計	16.47	23.11	23.08	26.21	24.53	26.53	26.82	27.94	24.48
	1.0未満0.7以上	12.21	16.10	16.12	18.89	18.05	17.55	19.55	20.01	18.05
	0.7未満0.3以上	3.91	6.40	6.48	6.81	5.75	8.01	6.57	7.08	5.71
	0.3未満	0.35	0.60	0.48	0.51	0.73	0.97	0.70	0.85	0.72
小学校	計	17.91	19.54	26.25	28.07	30.52	30.16	30.97	31.46	32.46
	1.0未満0.7以上	9.47	8.67	10.46	10.58	10.70	10.72	11.12	11.16	11.48
	0.7未満0.3以上	5.77	6.88	9.81	11.00	11.44	11.29	11.53	11.68	12.25
	0.3未満	2.67	3.99	5.98	6.49	8.38	8.14	8.32	8.62	8.72
中学校	計	35.19	38.42	49.66	51.17	52.79	53.04	54.05	54.63	56.33
	1.0未満0.7以上	9.65	10.15	11.42	13.26	11.09	11.31	11.68	11.53	11.50
	0.7未満0.3以上	12.47	13.08	16.55	17.57	16.55	16.75	17.07	16.42	18.37
	0.3未満	13.06	15.20	21.69	20.34	25.15	24.97	25.31	26.68	26.46
高等学校	計	53.02	53.42	63.18	55.41	65.84	62.89	63.79	65.99	62.30
	1.0未満0.7以上	11.12	10.45	11.67	12.40	13.23	11.53	10.66	11.83	11.83
	0.7未満0.3以上	15.61	15.67	17.31	16.86	19.21	15.52	16.97	16.59	16.58
	0.3未満	26.29	27.30	34.20	26.14	33.40	35.84	36.16	37.58	33.89

出典：文部科学省『調査結果の概要』

りません。

文科省の学校保健統計調査には、視力非矯正者の裸眼視力という項目もあります。なにやら難しい言葉が並びますが、視力非矯正者とは、メガネやコンタクトなどによる矯正を行っていない人のことです。

小学生全体では、**視力0・3未満にもかかわらず、メガネなどで矯正していな**

い子が20人に1人の割合でいます。

0・7未満だと16％近くに増え、約6人に1人はいることになります。けっこう多いですよね。この状況は、眼科医としては見過ごせません。

視力低下の原因がスマホではないとしても、放置するのは目にとって大きなマイナスです。「メガネに頼るとよけいに目が悪くなる」からと避けたがる親御さんもいますが、それは誤解です。近視なのに無理して裸眼で生活しているほうが、実は近視はますますひどくなってしまいます。

ただし、**メガネの度が合っていないと、よけいに目が悪くなる可能性も否定できません。特に要注意なのが、メガネ屋さんで作ったときにありがちな過矯正です。**メガネをかけて視力が2・0ぐらいになったというと「見えやすくていいね」と思われるかもしれませんが、見えすぎは目に毒です。

メガネの役割は、視力の異常を補正することですが、過矯正のメガネは補正が過剰

視力非矯正者の裸眼視力

		視力非矯正者の裸眼視力	視力非矯正者の裸眼視力	視力非矯正者の裸眼視力	視力非矯正者の裸眼視力
		1.0 以上	0.7 以上 1.0 未満	0.3 以上 0.7 未満	0.3 未満
幼稚園	5 歳	74.61	17.40	5.02	0.56
小学校	計	61.22	10.92	10.80	5.03
小学校	6 歳	76.22	13.61	6.58	1.24
小学校	7 歳	72.01	12.32	9.00	3.01
小学校	8 歳	65.49	11.26	11.39	4.70
小学校	9 歳	57.59	10.59	12.02	6.55
小学校	10 歳	51.62	9.15	12.82	6.32
小学校	11 歳	45.76	8.82	12.75	8.07
中学校	計	37.64	10.86	14.31	7.05
中学校	12 歳	43.29	11.24	13.24	6.34
中学校	13 歳	36.69	12.05	13.66	7.37
中学校	14 歳	33.05	9.32	16.00	7.41
高等学校	計	28.01	10.38	11.62	6.68
高等学校	15 歳	23.14	15.07	15.79	6.75
高等学校	16 歳	33.96	7.62	9.27	8.14
高等学校	17 歳	27.09	7.97	9.35	4.95

出典:文部科学省『学校保健統計調査(令和4年度)』

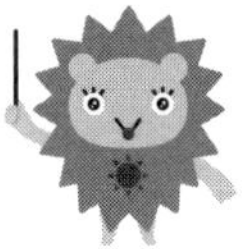

になっています。目が疲れやすいうえに近視が進み、スマホアイを押し進めることになりかねません。

メガネは、必要十分なレベルのほうが目にやさしく、長い時間の作業も無理なく行えます。人に合うメガネはケースバイケースですので、生活スタイルに合ったメガネ処方が得意な視能訓練士のいる眼科で作るのがベストです。

運動神経は悪くないのに球技が苦手

両眼視機能のところでも少し触れましたが、運動神経は悪くないのに球技が苦手な子も要注意です。

お子さんの足が速かったり、小学校の体力テストなどでよい結果を出していたりすると、「将来はスポーツ選手に」と期待する親御さんも少なくないでしょう。

ただ先にも述べたように、お子さんによっては、**運動神経はいいのに、ボールをう**

まく捕れなかったり、蹴ろうとしても空振りしたりといったことがあります。これは、両眼視機能がいまいち発達していないと起こりえることです。

日常生活でも、手でものをつかむ動作など遠近感が必要な場面は多々ありますので、「ボール遊びが苦手なだけだ」と軽視しないようにしたいものです。

また**スマホアイが進むと、勉強は得意なのに、音読が苦手なケースも起こりえます**。目の動きが悪くなっているために、紙の本をうまく読めないのです。改行する際の移動が難しく、同じ行を読んでしまったり、次の行を読み飛ばしてしまったりします。小学生であれば宿題で教科書などを音読することもあります。

読書が嫌いにならないためにも、お子さんがスムーズに読めているか、気に留めておくといいでしょう。

スマホ依存にも目が影響する

我が子に忍び寄る依存の脅威

私たちは脳でものを見ていますから、スマホアイの影響が出る場所は目だけとは限りません。

スマホアイと共鳴する関係にもあるといえるのがスマホ依存です。

スマホ依存が怖いのは、ギャンブルの場などへわざわざ出かける必要がない点、そして何より、子どもの身にも降りかかる点にあります。

ゲームのみならず動画やチャットなど、場所を選ばずに楽しめるスマホの普及によって、子どもたちの身近なところにまで「依存」の脅威が忍び寄ってきているのです。

しかも、**子どもは脳が発達していないため、大人と比べて我慢がしにくい傾向もあります。**私も子どもと一緒にクリニックに来た保護者の方から「子どもにゲームをやめるように言ってくれませんか」と頼まれることがよくあります。子どもにスマホを持たせるにあたって、その依存性の高さは、親御さんにとっても、非常に不安に感じることでしょう。

目から依存が加速する

そもそも、なぜスマホ依存が起こってしまうのでしょうか。**スマホでゲームなどを楽しむと脳内でドーパミンという快楽物質の神経伝達物質が放出されます。**この快楽物質が脳内に放出されると、中枢神経系が興奮し、それが「快感・喜び」につながります。短時間であれば、ほどよい気晴らしにもなって最高です。しかし、楽しいがゆえに、ついつい長時間続けると、弊害も出てきてしまいます。この感覚を脳が報酬（ごほうび）と認識すると、その報酬（ごほうび）を求める回路が脳内にできあがります。

ドーパミン自体は悪いものではないのですが、あまりに大量に出てくると、抑制が効かなくなります。ドーパミンが異常に分泌することによって、脳が興奮し、依存へとつながってしまうのです。しかも、**ゲームや動画などによる視覚刺激は脳内を活性化し、ドーパミンの分泌もどんどん後押しします。**みなさんが子どものころに親しんでいたようなテレビゲームよりも、**今のスマホのゲームは解像度が高く、視覚に与える刺激も格段に強くなっている**のです。

ひとたび依存症のループにハマってしまうと、そこから抜け出すのは簡単ではありません。スマホならずとも、人が快感を覚えたり、報酬に感じたりする行動には同じようなことが起こりえます。楽しいことをやると一時的に脳内の報酬系統が活性化されますが、**中毒のようにやりすぎるうちに耐性がつき、一時的な快感ではもの足りず、より強い刺激を求めるようになります。**

エスカレートしていくことで脳内の報酬系統が強化され、それなしでは生きていけない、依存の状態に陥るのです。

依存に陥らないように特に注意が必要なのは、小学校高学年や中学生ぐらいの年代です。幼い子の場合は、依存に陥るほど精神が発達していませんが、**スマホを長時間使わせていると、のちのち依存症に陥りやすい脳の構造が組み上がってしまう恐れもあります。**

失明につながる可能性もある近視の進行とともに、依存症はスマホアイの恐ろしい副産物といっていい存在です。

親としては、知らず知らずのうちに親のカードで課金されてしまうといったことも危惧される点でしょう。それにも増して厄介なのは、スマホを片時も離せなくなることで、目をはじめとしたお子さんの心身の健康にも、日常生活にも大いに支障をきたしてしまうことです。

キレやすい、我慢ができないのもスマホアイのせい

反抗期になる年齢でもないのに、子どもが何かとキレたり、以前と比べて我慢ができなくなったように感じたりすることもあるでしょう。

これもスマホアイのせいだといったら、あなたはどう思うでしょうか？

もちろん原因は多岐にわたると考えられますが、スマホを発端として精神的な問題が起こっていることもあるのです。

前述したように**ドーパミンが過剰になった結果、脳内ホルモンのバランスが乱れ、**

我慢ができにくく、キレやすい状態になったりします。

人をはじめとした動物には、がんばって何かに取り組もうとする闘争系（Ｆｉｇｈｔ／ファイト）と、それとは反対に危険を察知して「やっぱりやめておこう」という逃走系（Ｆｌｉｇｈｔ／フライト）の、２つの本能が備わっています。

先ほど説明したドーパミンは「闘う」を後押しするものです。逆に「逃げる」選択を後押しするのは、セロトニンという別の神経伝達物質です。

ドーパミンとセロトニンのバランスが取れていれば、正常な判断を下せます。しかしドーパミンが過剰になるといわゆるハイな状態になり、抑制が効かなくなってしまいます。そうなると、衝動的な行動も起こしやすくなるのです。

また、ドーパミンとは別に、**情報過多によるストレスも、同じような衝動的な行動の引き金となることもあります。**視覚情報は人が受け取る情報の80％を占めているうえに、スマホには膨大な情報が詰まっています。

入ってきた情報を処理しきれずにストレスがたまってキレやすくなっているかもしれません。

第2章

「スマホアイ」で目に何が起きているのか？

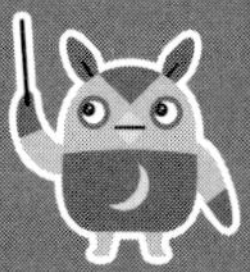

6歳までの過ごし方が目と脳の一生を決める

子どもの発達と視覚の深い関係

ものを見る能力（目で捉えたものを脳で見る能力ともいえます）と、子どもの健全な発達はとても深く関わっています。いわゆる「スマホ育児」をしている親がよく心配しているのは「視力が落ちるかもしれない」ことなのですが、実は心配なのはそれだけではありません。

人の持つさまざまな能力が一気に伸びる数年間のことを「臨界期」と呼びます。それぞれの能力を育むために必要な脳のネットワークが構築される時期であり、聴覚や言語などにも臨界期が存在します。そして、**視覚の臨界期とされるのが、生まれてから6歳ごろまでの期間なのです。**遅くとも10代前半までに視覚は発達しますから、それまでの期間、特に6歳までの過ごし方が極めて重要です。

生まれたばかりの赤ちゃんの目が、どんなふうに見えているかご存知でしょうか？大人と同じ目がたしかについていますが、見ているものの色や大きさ、距離感や立体感がどう映っているのか、考えてみると不思議ですよね。

生後間もない赤ちゃんの視力は、わずか0・01〜0・02程度です。新生児は色の区別もついていません。明暗の差はわかりますが、両目のピントを合わせたりすることはできません。模様や輪郭を識別する能力が限られていますし、目の使い方がわからないので、第1章で述べた両眼視がまだできません。物体を視界のなかで動かすことで注意を引きます。

1週間ほどすると親の顔を認識してじっと見つめたりします。たまらなく可愛い瞬間です。さらに**生後3ヶ月になるころまでには、動くものを目で追ったり、はっきりした色や模様を認識するようになります。**最初に認識する色は赤で、刺激の強いビビッドな色から順次認識していくといわれています。

4ヶ月にもなると、ものに手を伸ばしたりし始めます。**目のピントを合わせたり、奥行きを捉える能力が備わってくる**からです。視力はまだ0・1程度ですが、目の使い方を覚えるにしたがって、いろいろなものに興味を示したり、実際に体を動かしたりするのです。そして生後8ヶ月くらいになると、視覚と手の動きと記憶力が連動し始めます。ボールや積み木を触りながら、色や形、手触りを記憶していくんですね。

こうして見る能力をぐんぐん伸ばし、視力も6歳になるまでに1・0に伸び、ほぼ子どもの目は完成します。

人は目から育っていく

赤ちゃんの目の発達からわかるのは、人間がいかに視覚情報から多くの影響を受け、感じ、学び、成長しているかということ。**特に子どもが飛躍的に成長する時期に「何を見ているか」は、決して軽んじてはいけないのです。**

何度も述べている通り、目と脳は強く結びついていますから、視覚への刺激は脳への刺激でもあります。

いろんな色や形のおもちゃで遊んだり、絵本を読んでもらったり、外で虫を追いかけたり、ボール遊びをしたり……といった子どもらしい経験によって視覚が刺激され、驚くほどの勢いで発達していくのです。脳にある視覚野の発達は、視覚刺激や経験によって形成されます。

赤ちゃんが生後しばらくすると、視覚刺激に反応し、視覚野が発達していきます。この期間に**十分な視覚刺激が提供されない場合、視覚野の発達が遅れる可能性があります。**脳は生涯にわたって変化し続ける能力を持っています。視覚野も同様に、環境の変化や学習に応じて変化し、適応します。これは神経可塑性《かそせい》と呼ばれ、視覚野の発達に重要な役割を果たします。

そんな時期に子どもがスマホ漬けになっていたら、どうでしょうか。

たしかに、スマホを通して見る映像や画像も刺激の一つです。ですから決してスマホを見せてはいけないわけではないのですが、だんだんとスマホに頼る時間が増え、子どもがスマホに依存してしまうような事態になると大問題です。

多彩な色や形に触れる機会が減ってしまうだけでなく、近視になったり、内斜視になってしまったり、視野が狭くなってしまったりと、スマホアイになってしまうリスクが高まります。

スマホがもたらす近視パンデミック

どんどん落ちている子どもの視力

では、本当にスマホは子どもの目に悪影響を与えているのでしょうか？

最もわかりやすい現象が近視の増加です。

子どもたちの視力低下の深刻さは親であるみなさんはすでにご存じのことかもしれません。第1章でも少し触れましたが、今、裸眼視力が1・0未満の子が年々増えています。

この大きな原因が近視にあるといわれています。厳密には視力低下の原因は近視以外にもあるのですが、8～9割は近視が原因です。

文部科学省による令和4年度学校保健統計では、裸眼の視力が1・0に満たない子どもの数が小学校、中学校、高校の各年代で過去最高を更新しました。視力1・0未満の割合は小学生では約37％。中学生では60％を超え、高校生ではなんと70％にものぼっています。

もはや、**視力がいい子のほうが圧倒的な少数派**になっている。この現実には眼科医として驚くばかりです。

さらに、この調査では、**視力0・3未満の小学生が全体の11・9％**を占めています。0・3未満というのは、教室のいちばん前の席に座っていても、黒板の字が読みづらいレベルです。

文科省による調査が始まったのは、今から半世紀近く前の昭和54年。当時は、視力1・0未満の小学生は現在の半分にも満たない18%弱、中学生でも35%ほどでした。わずか数十年の間に視力に問題を抱えた子がこれだけ増えた背景には、ある劇的な生活スタイルの変化があると考えられています。

それは、**近くを見る機会が格段に増えた**こと。

特にここ10～20年は、スマホの普及の影響が非常に大きいと考えられます。スマートフォンの代表格であるアップル社のｉＰｈｏｎｅがアメリカで発売されたのは、２００７年（平成19年）。翌年には日本でも販売が開始されました。

それからわずか数年の間に、携帯電話はガラケーと呼ばれるようになり、スマートフォンが普及します。

総務省の「令和3年　情報通信白書」によると、**8割以上の世帯がスマートフォンを保有している**とされています。学校教育にも導入されているタブレット型端末も4

情報通信機器の世帯保有率

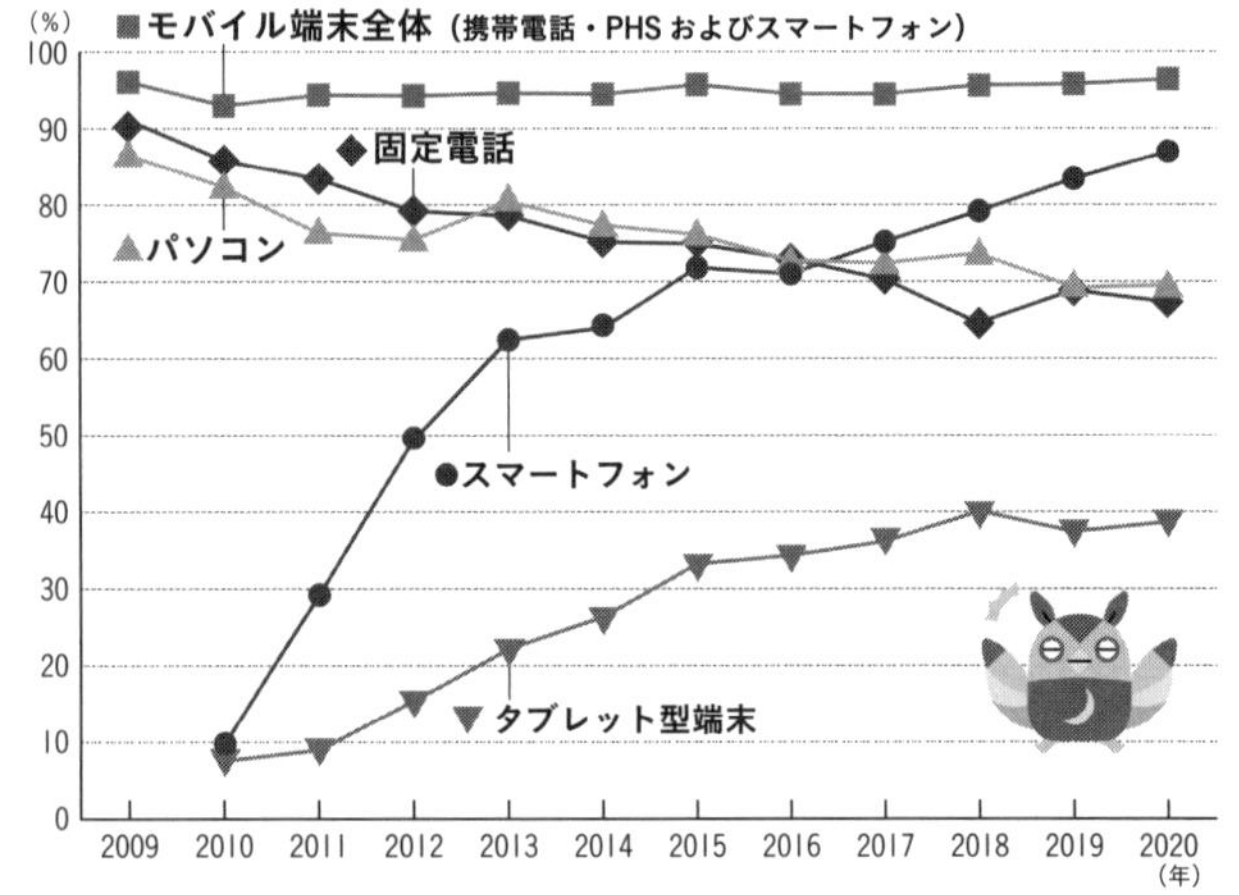

出典：総務省「令和3年情報通信白書 第一部／特集 デジタルで支える暮らしと経済」

割まで保有率を増やしていますが、スマートフォンの保有率はそれをはるかに上回り、すでに固定電話も抜き去っています。

その爆発的な普及とリンクするように、近年、視力に問題を抱えた子どもが増えているのです。

しかも、ここ数年は、新型コロナウイルスが猛威を振るったことで行動が制限され、スマホを利用する機会がますます増加しました。そう考えると、近視の子の割合が過去最悪の結果となったのも頷けるのではないでしょうか。

眼球に起きている恐い異変

子どもの目は成長の途中

ここからは、実際に「スマホ」を常時使用している今の子どもたちの目に何が起きているのか、もう少し詳しく見ていきましょう。

同じものを見ていても、その見え方は一人ひとりで異なります。

視力は人それぞれですし、眼球を動かす、見ているものの色や形を識別する、距離感や遠近感をつかむ、屈折を調整してピントを合わせるといった能力にも個人差があります。たとえば、ニューヨーク市立大学ブルックリン校のイズリエル・エイブラモフ教授の研究によると、同じ色相を知覚するのに男性は女性よりやや長い波長を必要とするため、**同じオレンジを見ても男性はより赤く、温かい色に見えるのだといいます。**

大人と子どもの見え方も当然違います。

なぜなら、距離感やピントを合わせるなどの目の機能は臨界期にぐんと伸び、その後も10歳前後までは発達するからです。つまり、**機能が完成している大人と発達途上にある子どもの間にも、見え方には差がある**ということです。

生まれたばかりの赤ちゃんの眼球は、構造的にはほぼ大人と同じまでに完成していますが、ものを見る能力は後天的に獲得していくため、ピント調整の能力もまだ未熟で、遠視状態からのスタートとなります。その後、眼球が大きくなるとともに遠視は解消され、早い子は3歳ぐらい、遅い子でも臨界期を終える小学校入学ごろまでには、視力が1・0に達します。いわゆる正視で、ピントがぴったりと合う状態です。

ただ、**子どもの眼球は、焦点調整機能が不安定で、一時的に視界がぼんやりとしやすい特徴があります。**ピントを調節する力が強すぎるあまり起こる調節緊張のことで、仮性近視とも呼ばれます。力加減がつかめていないためにいつでも全力で、微調整が効かないのです。

この時点で近くを見てしまう習慣を改善できなければ、一時的な近視にとどまらず次のステップへ移行することになります。

子どもの目の長さがどんどん伸びている

先ほど小学生の1割強が視力0・3未満だとお伝えしました。

国としても、さすがにこの視力低下を放っておいてはまずいとなったのでしょう。

近視の分類

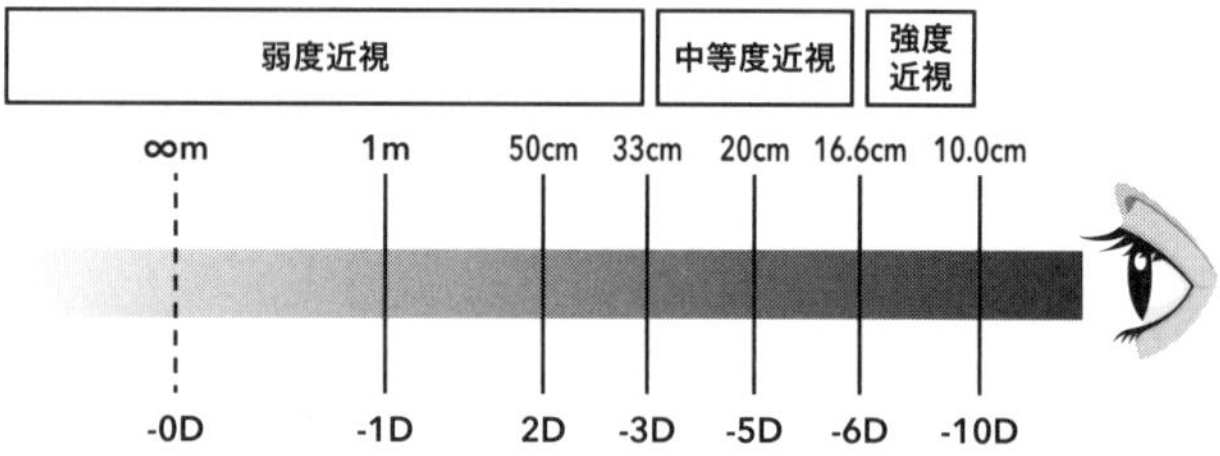

① **弱度近視** ……………… -0.5D以上-3.0D未満の近視

② **中等度近視** ………… -3.0D以上-6.0D未満の近視

③ **強度近視** ……………… -6.0D以上の近視

注）近視の強さは、裸眼視力ではなく屈折度数により分類される。Dは屈折度の単位でジオプトリーのことで、レンズの焦点距離をメートルで表したものの逆数をいう。なお、近視はマイナスで表し、－0.5Dまたはそれを超える状態をいう。

実は、文部科学省が、令和3年から近視の実態調査を開始しています。

調査では、屈折異常の有無や状況、眼軸長などのデータが取られました。そこでわかったのが、**子どもの眼軸長が伸びている事実です。** 眼軸長とは、眼球の前面にある角膜から奥側にある網膜までの長さのこと。伸びすぎると遠くにピントが合わなくなり、近視の原因となります。

調査の結果は、小学1年男子が22・96ミリ、女子が22・35ミリ。

中学3年では男子24・61ミリ、女子24・18ミリ。実は、日本人の成人の平均は24ミリ前後。**中学生の平均値が、成人の長さを上回っていたのです。**

眼軸がどんどん長くなるとどうなるかというと、**眼球自体が歪んでしまうといった恐ろしい状態になってしまいます。**

眼球がラグビーボールのように歪む

通常、身長が伸びるのと同じように、眼球も子どもが成長するにつれて大きくなっていきます。

眼球自体が大きくなるのですから、歳をとるとともに眼軸が長くなること自体は、不自然なことではありません。

では、大人よりも眼軸が伸びた現代の子の目は、眼球が異常に巨大化しているのかというと、もちろん、そういうことではありません。**何が起こっているかというと、**

奥行きが不自然に長くなっているのです。正常な眼球は野球ボールやサッカーボールのような球体ですが、眼軸が伸びすぎた目は違います。横から見たとき、**楕円形のラグビーボールのような形になってしまっているのです**（次ページの図を参照）。

私たちの目は、近くを見るときにピントは奥側に、遠くを見るときにはピントが手前にきます。**眼軸が伸びると近くを見る分には困りませんが、遠くを見るときにどうしてもピントが合わなくなる**のです。こうして起こる近視は軸性近視と呼ばれ、日本人の近視の大半がこのタイプです。

眼病や失明……軸性近視の恐ろしい末路（病的近視）

なぜ眼球にこのような変化が起こるのかといえば、近くを見ようと目が無理をしているからに他なりません。近くのものを目を凝らして見るには、両目を寄せてなんと

眼球の変化と近視

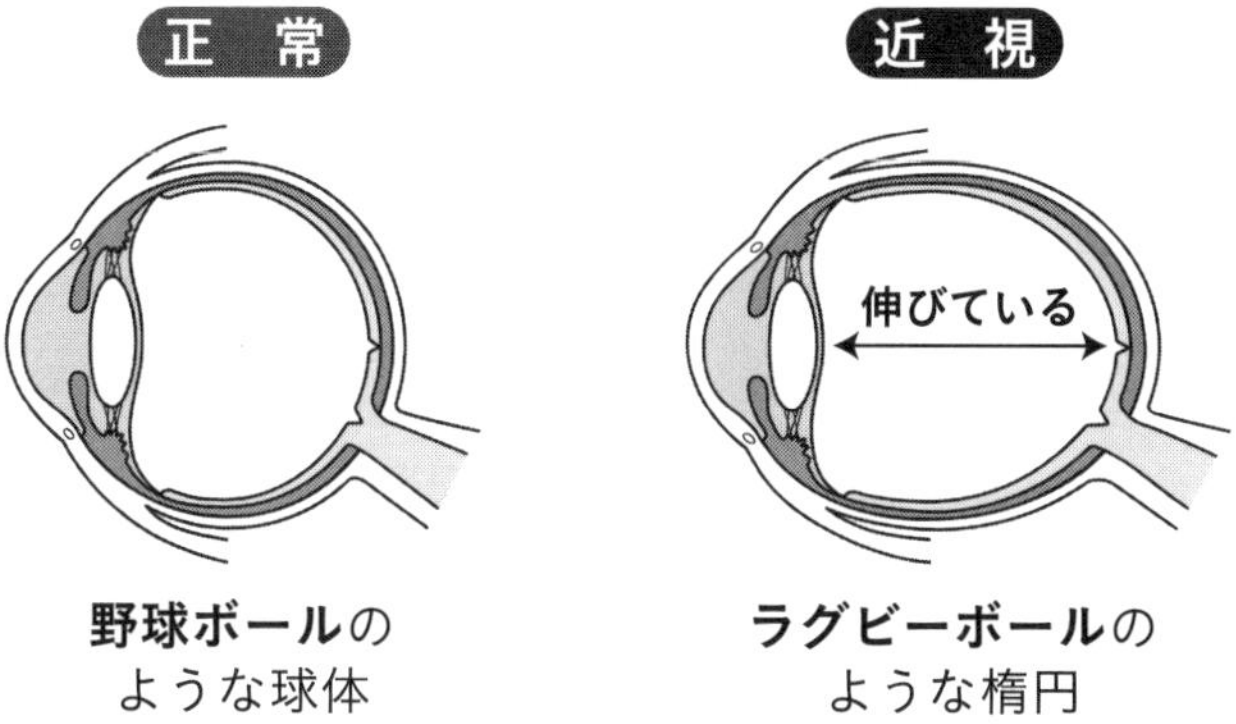

かピントを合わせなければいけません。

そこで、**近くを見やすいようにがんばった結果、眼軸が奥に伸び、眼球がラグビーボール化する**わけです。身長と同じで、ひとたび伸びた眼軸は元には戻りません。

軸性近視がひどくなると、さらに深刻な病的近視へと移り変わっていくことになります。病的近視になると、ラグビーボール状の眼球がさらに変形し、もともとの姿とはかけ離れたいびつな形状になります。**緑内障や網膜剥離、黄斑変性といった病気を併発しやすく、失明のリスクもぐんと**

視覚障害1級（失明）の原因疾患

1位	緑内障	25.5%
2位	糖尿病網膜症	21.0%
3位	網膜色素変性	8.8%
4位	**病的近視**	**6.5%**
5位	黄斑変性	4.2%

出所：平成17年度厚労省『網膜脈絡視神経萎縮症調査研究班報告書』

高まってしまいます。これが、スマホアイの行き着く先なのです。

視覚が発達し、眼球も成長する幼少期は、眼軸が伸びやすい時期でもあります。親にとっては、お子さんのいろいろな成長を目の当たりにできる貴重な時期ですが、そんなときに目を酷使するスマホ漬けの生活を送らせてしまうと、将来、光を失うことになりかねません。

大人になっても近視は進行する！

ここまで、自分のことは忘れて、お子さんの目ばかり心配している大人の方も多いかもしれません。自分は大丈夫、と油断していませんか。ここで、大人であるみなさんの目に起こっている変化についても、触れておきましょう。

ひと昔前まで、近視は20歳を過ぎると進行しないというのが常識でした。大人になると眼軸が伸びなくなり、近視もストップすると考えられていたのです。

しかし、近年、そうとは限らないのではないかという声が眼科医の間で高まっています。

実際、私のクリニックにも、**成人の方がコンタクトの度数が合わなくなったといって受診することが珍しくなくなりました。**

つまり、**大人になってからも、近視が進行している**のです。

理由として考えられるのが、やはりスマートフォンの普及です。至近距離にあるスマホを無理やり見ようとすることで、**大人になるともう伸びないはずの眼軸が伸び、近視が進んでいる**のです。

このことは、今までは近くを長時間見る「近業」の機会がさほど多くなかったため、近視が進行しなかったとも言い換えられます。近業はまさに、スマホのためにあるような言葉です。

スマホの登場によってこれまでの常識が覆ったといってもいいでしょう。この変化はごく最近なのでエビデンスはまだありませんが、私以外の多くの眼科医も肌で感じていることです。

スマホが登場したのは15年ほど前ですから、20代の若者をのぞけば、今の大人が子どものころにはスマートフォンがありませんでした。

現代の子どもたちのように幼いころからこの画期的な機器の恩恵を授かれない代わりに、目や脳を蝕むデメリットとも無縁だったわけですが、こと近視に関しては、大人になったから安心とはいえなくなっているのです。

近視になりやすい日本人

テクノロジーの進歩に目が追いついていない

スマホと近視増加の因果関係にはエビデンスがあるわけではありません。

ただ、**これほど近くのスクリーンばかり凝視する現在の状況は、人間の目にとって異常です。**電車に乗ると、ほとんどの人がスマホを見ています。この光景も20年前には考えられないものでした。わずか20年間でも驚くような環境の変化ですから、長い人類の歴史で捉えれば、現代はなおさら特殊な状況にあるといえます。

そもそも人間の目は、近くばかりを見ることに適していません。歴史を遡ると、生きるためにはむしろ遠くを見ることが重要だったからです。

地球上の生命誕生から40億年ともいわれていますが、長きにわたって地球上の生物に共通しているのが、光を生きるための源としている点です。

植物は光合成を行うことで、光エネルギーから生きていくための栄養を得ています。私たち人間を含む動物は、植物と違って光を栄養には変えられません。その代わり、**光受容体を備えた目などの視覚器官を通して、光を重要な情報源として受け取り、活用している**のです。

動物の視覚器官は、皮膚内の細胞の一部が光を集約するシステムになり、神経の一部が光を感じる機能を獲得したことで生まれました。

当初は非常に原始的なものだったと考えられますが、そこから進化を重ねて、多くの動物が複雑な目を持つまでに至っています。

動物の種類や環境によって進化のさせ方はバラバラで、人をはじめとした霊長類は高度な視覚を持ち、その代表的な機能に色を見分ける色覚や両眼視機能があります。左右の目で見た情報を脳内で一つにする両眼視機能は、遠くを見やすく、遠近感も得られるため、獲物を捕まえるのに大いに役立ちます。

この両眼視機能をはじめ、**非常に精巧な仕組みを作ってきた私たち人間の目ですが、残念なことに、今のところはスマホ（厳密にいえば目から近い距離でのスマホの長時間利用）とはあまり相性がいいとはいえない**ようです。７００万年という年月からすれば、スマホやパソコンはおろか、テレビの登場もつい最近、昨日のようなものでしょう。すぐに対応ができないのは当たり前かもしれません。

スマホが近視に追い打ちをかける

目の見え方は、私たちの先祖がどのような環境で生きてきたのか、そのルーツによっても傾向があります。

日本人をはじめとしたアジア系の人たちは、近視になりやすいのです。日本の場合、大人の強度近視人口は6〜8％。これは白人の数倍で、非常に多くなっています。

このことには、祖先が狩猟民族なのか、農耕民族なのかが関係しているという説もあります。狩猟民族は、遠くを見る能力に優れた人たちが生き残り、遠視が多い傾向にあります。対して、**農耕民族に必要なのは、植物の状態などを近くで観察しやすい目**でした。そのため、アジアでは近視の人が多くなったと考えられているのです。

アジア人の近視で多いのは、遺伝や生活習慣によって眼軸が伸びて焦点が合わなくなる軸性近視です。先天性の場合、ほとんどは遺伝を原因としています。一方で後天性の近視は、環境が主な原因となっています。

日本人はただでさえ近視になりやすいところにスマホが追い打ちをかけるわけですから、近視の低年齢化は必然ともいえます。

しかし、スマホの影響はアジアだけにとどまりません。近視が少なかった欧米諸国やアフリカでも近視の増加が報告されています。

では、なぜスマホが人々の目に影響を及ぼし、スマホアイが生まれてしまうのでしょうか。その理由は、私たちの目がどのような構造をしているのか、いかにして目で見たものを脳で認識できているのかを知ると、理解がより深まるはずです。

ピンボケを放置すると弱視になる

人はどのようにしてピントを合わせているのか

何かしらの対象物を見ているとき、眼球はその対象物が反射した光を捉えています。眼球を動かすのは外眼筋と呼ばれる６つの筋肉で、近くを見るときには内直筋が働いて目が中央に寄せられます。外側を見るときには外直筋が働きます。

眼球が捉えた光は、表面の角膜で大きく屈折してから瞳孔を通ります。瞳孔の大きさはその周囲にある虹彩筋によってコントロールされており、入ってくる光の量が調整されています。

たとえば暗い場所では光を多く取り込む必要があるため、瞳孔は大きく開いています。ちなみに、虹彩筋のある虹彩は、目の色と関係が深い場所です。虹彩のメラニン色素の量が多ければ、黒や茶、少なければグレーや青になります。

瞳孔を通った光は、次に水晶体へ入り、再び屈折します。そこから硝子体を経て、目の奥にある網膜へと辿り着きます。網膜には視細胞があり、受けた光を信号に変換して視神経へと伝え、脳へと届けられるわけです。

網膜の中心には視細胞が密集した黄斑部があり、ここで光の焦点（ピント）が結ばれることで、対象物を正確に捉えられます。正確にピントを合わせるためには、屈折の角度を調整する必要があります。

そこで活躍するのが、**カメラにおけるレンズの役割を果たす水晶体**です。

水晶体の厚さが変わることで屈折の度合いが調整され、ピントをぴったり合わせら

近くを見続けるのが目に悪いワケ

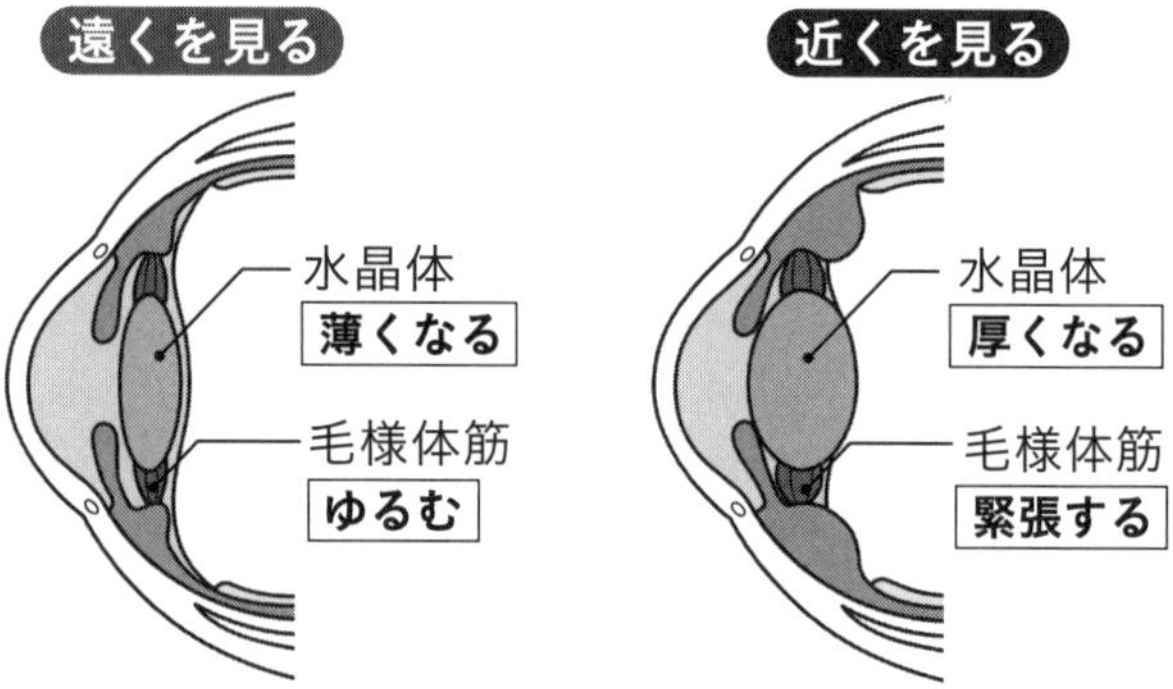

れます。

水晶体は、近くのものを見るときには厚く膨らみ、遠くのものを見るときには薄くなっています。これは水晶体が自ら形を変えているわけではなく、毛様体筋が働くことで、厚さを調整しています。

毛様体筋の負担が大きくなるのは、近くを見るとき。一生懸命働くことで、水晶体を分厚くしています。一方、遠くを見るとき、つまり水晶体が薄くなるときには調整が少ないため、毛様体筋も休憩できます。

視力に問題がない正視であれば、水晶体を調整する必要がない遠くのものを見ているときに、

郵便はがき

切手を お貼りください

105-0003

（受取人）

東京都港区西新橋2-23-1
3東洋海事ビル
(株)アスコム

スマホアイ
眼科専門医が教える目と脳と体を守る方法

読者　係

本書をお買いあげ頂き、誠にありがとうございました。お手数ですが、今後の出版の参考のため各項目にご記入のうえ、弊社までご返送ください。

お名前	男・女	才
ご住所　〒		
Tel	E-mail	
この本の満足度は何％ですか？		％
今後、著者や新刊に関する情報、新企画へのアンケート、セミナーのご案内などを郵送またはeメールにて送付させていただいてもよろしいでしょうか？　□はい　□いいえ		

返送いただいた方の中から**抽選で3名**の方に
図書カード3000円分をプレゼントさせていただきます。

当選の発表はプレゼント商品の発送をもって代えさせていただきます。
※ご記入いただいた個人情報はプレゼントの発送以外に利用することはありません。
※本書へのご意見・ご感想およびその要旨に関しては、本書の広告などに文面を掲載させていただく場合がございます。

●本書へのご意見・ご感想をお聞かせください。

ご協力ありがとうございました。

網膜でしっかりとピントが結ばれます。近視の人の目は、ピントが網膜の手前で結ばれてしまいます。ピントが合わない状態ですので、視界がぼやけてしまいます。反対に遠視だと網膜の後ろでピントが結ばれます。そのため、少し毛様体筋が働く必要があります。

近視や遠視は、屈折に問題があっても起こりますし、文科省の調査でも話題となった眼軸の長さに問題があっても起こります。

眼軸が伸びてしまう仕組み

子どもの視力が順調に発達すれば、6歳ごろには大人並みの1・0の視力を獲得することになります。ただ、問題はここからです。小学校6年間のうちに、遠くのものにピントが合わない近視の子が一気に増えてしまうのです。

原因として考えられることの一つが、スマホなど近くのものを見る時間の増加です。

遠視、正視、近視のピントの状態の図

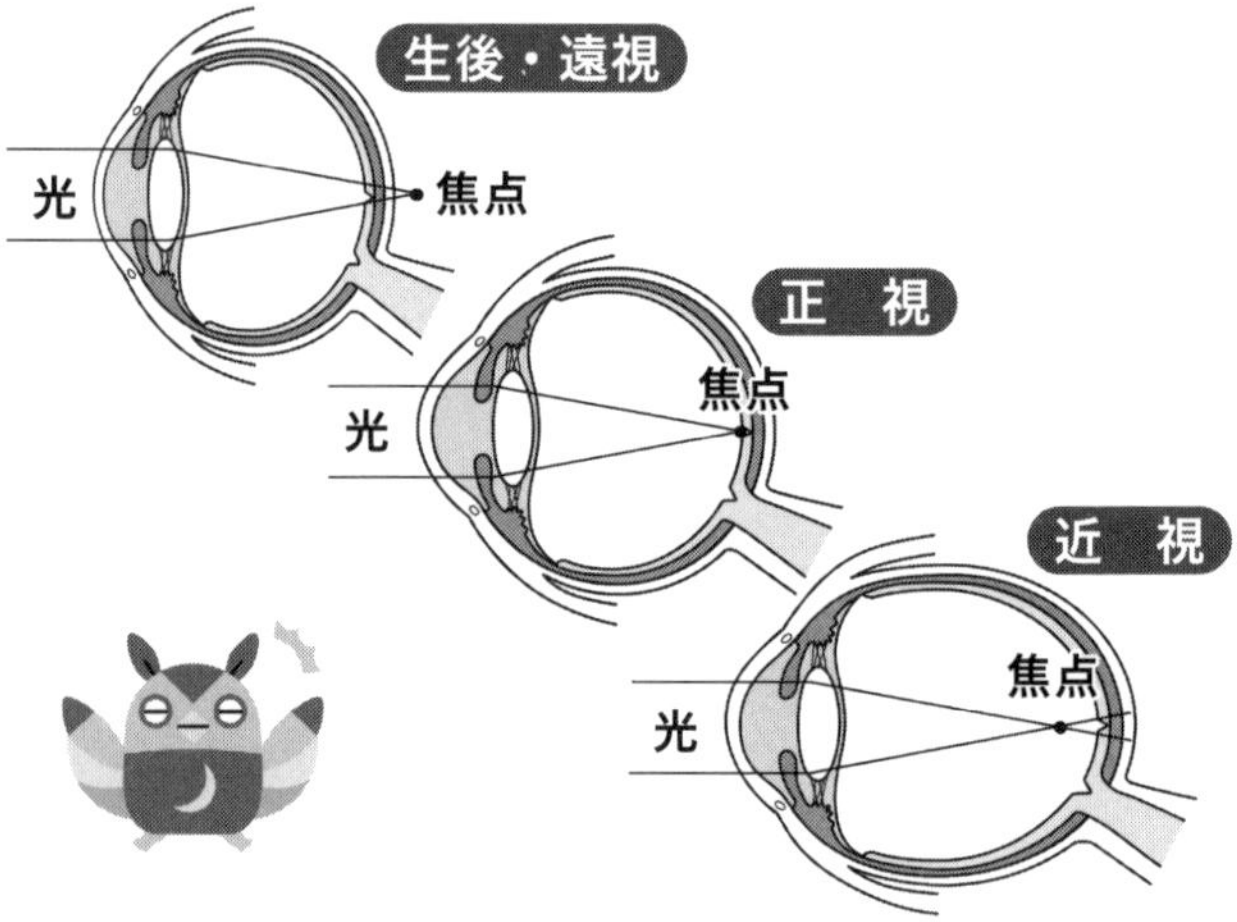

目の近くにあるものを見る場合、ピントを合わせるためには、水晶体を厚くして屈折を調整する必要があります。

遠くを見るときとは違い、毛様体筋が力を入れて水晶体を膨らませなければいけません。極めて近い場所を見ようとすれば、内直筋のがんばりで左右の眼球を中央に寄せる必要もあります。

ここで体が少しでも状況に対応しようとすると、眼軸は奥へと伸びてしまいます。眼軸が伸びた分、近いものは見やすくなりますが、遠くのものを見るときは、焦点が結ばれる位置は当然ですが手前になります。

子どもたちの軸性近視は、こうして起こっていると考えられます。成長に合わせて眼球も大きくなりますから、少なからず近視化は進みます。小学生になってから近視の子が増えるのはこのことも関係していますが、眼球が成長する時期は眼軸も伸びやすく、よけいに近視がひどくなります。

軸性近視は、網膜までの距離が遠くなる物理的な問題が起こっているために、水晶体によるピント調整ではどうあがいても解決できません。身長と同じで、眼軸も一度伸びると元には戻りませんから、後戻りができないのです。

なお、屈折の度合いが強くなりすぎて起こる屈折性の近視もありますが、軸性近視ほど数は多くありません。

子どもなのに「スマホ老眼」

昨今では大人でも近視が進行するようになっているだけに、中学生の段階で眼軸が成人の平均を上回っているとなると、将来への不安も募ります。

ちなみに、老眼は加齢によって水晶体が厚くなりにくくなり、近くのものへのピント調整がうまくいかずに起こります。

最近では「スマホ老眼」という言葉もよく耳にしますが、これはピントの調整に長けているはずの20代や30代の若者が、スマホの見すぎによってピント調整がうまくいかなくなった状態を意味しています。ただ、子どもたちも例外ではありません。

子どもはまだ、ピントを合わせる調整能力が発達しきっていません。力が弱いのではなく、強すぎるのです。調整力が強すぎるあまり、コントロールが効かなくなることもあります。

遠視で弱視になる恐れも

ピントが後ろにずれている遠視の子が近くを見る場合は、近視や正視の子よりも、労力がかかります。

毛様体筋がかなりがんばらないといけないためです。

ただ、それにも限界があります。強度の遠視の場合、近くにも遠くにもピントが合いません。

常にピンぼけした状態になるため、臨界期の子どもの場合、メガネなどで矯正してピントが合うようにしなければ、目の発達に影響が生じます。

そのままでは、**メガネをかけても視力が改善されない弱視になってしまう**のです。

弱視は、目で見たものを脳で認識する機能に問題があるため、メガネで屈折を調整してもよく見えるようにはなりません。

一刻も早い段階での矯正が必要です。

片目ばかり使うと弱視になる

不同視弱視というものもあります。不同視とは左右の目の遠視、近視、乱視等の度数に大きな差がある状態で、よいほうの目はピントが合いますが、悪いほうの目はピントが合わないままとなります。

この状態になると、よいほうの目ばかりを使うようになり、悪い目の発達が遅れて弱視となってしまうのです。子どもは、片方の目の視力がよいと、その目だけでものを見て不自由なく行動します。そのため子どもの行動から視力の異常に気づくことは難しいともいえるので注意が必要です。

斜視も弱視の引き金に

臨界期の発達が不十分になり、弱視の可能性が高まるのは斜視の場合も同じです。

斜視は、片方の目が内側や外側に向き、左右の視線が合わなくなった状態です。

斜視にはスマホを長時間見ることで起こる急性内斜視もあります。20センチのような極めて近い距離にあるものを見る場合は、ピント合わせが大変になるだけでなく、左右の目を真ん中に寄せる必要があります。いわゆる寄り目の状態です。

目を内側に寄せるには、内直筋という筋肉に大きな力をかける必要があります。この状態が長く続くと、**筋肉が凝り固まって眼球が寄り目のまま元に戻らなくなってしまうのです。**内斜視の角度には個人差があり、大きい人では45度ほどずれてしまうこともあります。
遠視の人はピントの調整に割く労力も大きく、斜視になりやすいのも特徴です。とはいえ、遠視でなければ安心というわけではなく、近視や遠視などの屈折の状態に関わらず、斜視になる可能性はあります。

特に臨界期のお子さんはまだ目が安定しておらず、斜視になりやすい状態です。臨界期に斜視があると、正常な位置にある目は発達しますが、ずれているほうの目は発達に問題が出てしまいます。片目だけ弱視になったり立体視が発達しなかったりするため、早急に治療が必要です。

また、**斜視があるとよいほうの目ばかりでものを見ようとするため、悪いほうの目はますます悪くなってしまいます。**

臨界期を過ぎ、両眼視機能を獲得してからの斜視は、ものが二重に見え、立体感もつかめなくなるなど、大きなストレスを抱えることになります。

第3章

「スマホアイ」は脳も壊す

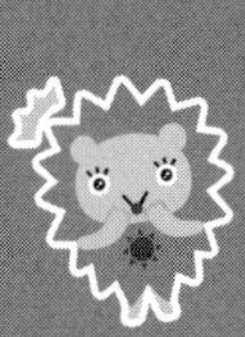

目が脳の発達を左右する

見ることから興味関心が生まれる

みなさんもアンパンマンはご存知だと思います。いつの時代も子どもたちから大人気です。

ところで、なぜアンパンマンはあんなにも子どもたちの心を惹きつけてやまないのでしょうか。一説には、子どもが興味を持ちやすい色と形がその理由ではないかといわれています。

前述した通り、生後間もない赤ちゃんは目の機能が未熟で、6歳ごろまでに発達していきます。**この発達の段階で早くに興味を示すのが、色では赤などの明るい暖色系、形では丸型**だというのです。まさにアンパンマンは、赤ちゃんが好きな姿形をしていることになります。つまり**見えているものに反応し、好きになったり、触れてみたくなったりする**わけです。

私たちは、いろいろなものを「見る」ことで、興味が出たり、好奇心が湧いたり、注意を払ったり、集中したりできます。赤ちゃんがガラガラを目で追う。子どもが気になるものを見つけて、「あ！」と声をあげ指でさす。

見えることが当たり前だと、つい忘れてしまいがちですが、**目は学習や行動や感動のいちばんの入り口なのです。**

こうしたことからも、目と脳、そして「見ること」と発達が深く関わっていることが想像できると思います。

デジカメよりはるかに高性能な人間の目と脳

繰り返しになりますが、私たちは目だけでなく、目と脳のセットでものを見ています。**網膜から入ってきた信号が、視神経へ送られ、最終的に立体感のある映像として脳が認識することで「見えた」となるのです。**

目はカメラのレンズで、脳はパソコンのようなものといえば、わかりやすいでしょうか。

そのことを端的に表しているのが、これまでも紹介してきた両眼視機能です。両眼視機能は、左右の目が捉えた異なる画像を違和感なく瞬時に一枚にまとめ上げます。非常に微妙なバランスをもとに脳内で両目の情報が組み合わされ、立体感や距離感のある映像として認識されるのです。こんな機能はどんな高級デジカメにもありません。

さらに付け加えるなら、カメラで暗がりを撮ったときに出るガサガサしたノイズも、目の場合は脳でカットしてくれますし、ホワイトバランスも脳が調整しています。目のオートフォーカスはとてつもないスピードです。

このように、**私たちは圧倒的な性能の目と脳の連携プレーによって、鮮明な映像を「見る」ことができています。**

両眼視機能をはじめ、ものを見るために必要な能力は、生まれる前から身についているわけではありません。

生まれたばかりの赤ちゃんは脳内のネットワークが未熟なため、目にしているものの色も形もわかりません。そんな状態から、多彩な経験を通して目と脳がセットで発達し、視力や立体視といった機能を獲得していくわけです。

このとき重要なのは、**何を見ているかが発達の度合いを左右する**、ということです。

ベッドメリーが子どもの能力を伸ばす理由

ベビーベッドの上で動くモビールやベッドメリーは、出産祝いの定番です。子どもがおとなしくしてくれて非常に助かりますが、このおもちゃの価値はそれだけではありません。生まれてまもなく、目の前がぼんやりと見え、ものが動いていることがわかる程度の時期に、**このおもちゃが目に見える位置にあることには、脳に情報を送り、発達を促す知育の意味があるのです。**

目と脳の機能は、生まれてから6歳までの間に飛躍的に発達すると前述しました。そう、臨界期です。**この時期に見る、聞く、話すといった機能に必要な神経ネットワークが、外部からの刺激を通じて整備されていきます。**その結果、視覚や聴覚、嗅覚、言語習得といった能力が格段に伸びるのです。

子どもの目の発達

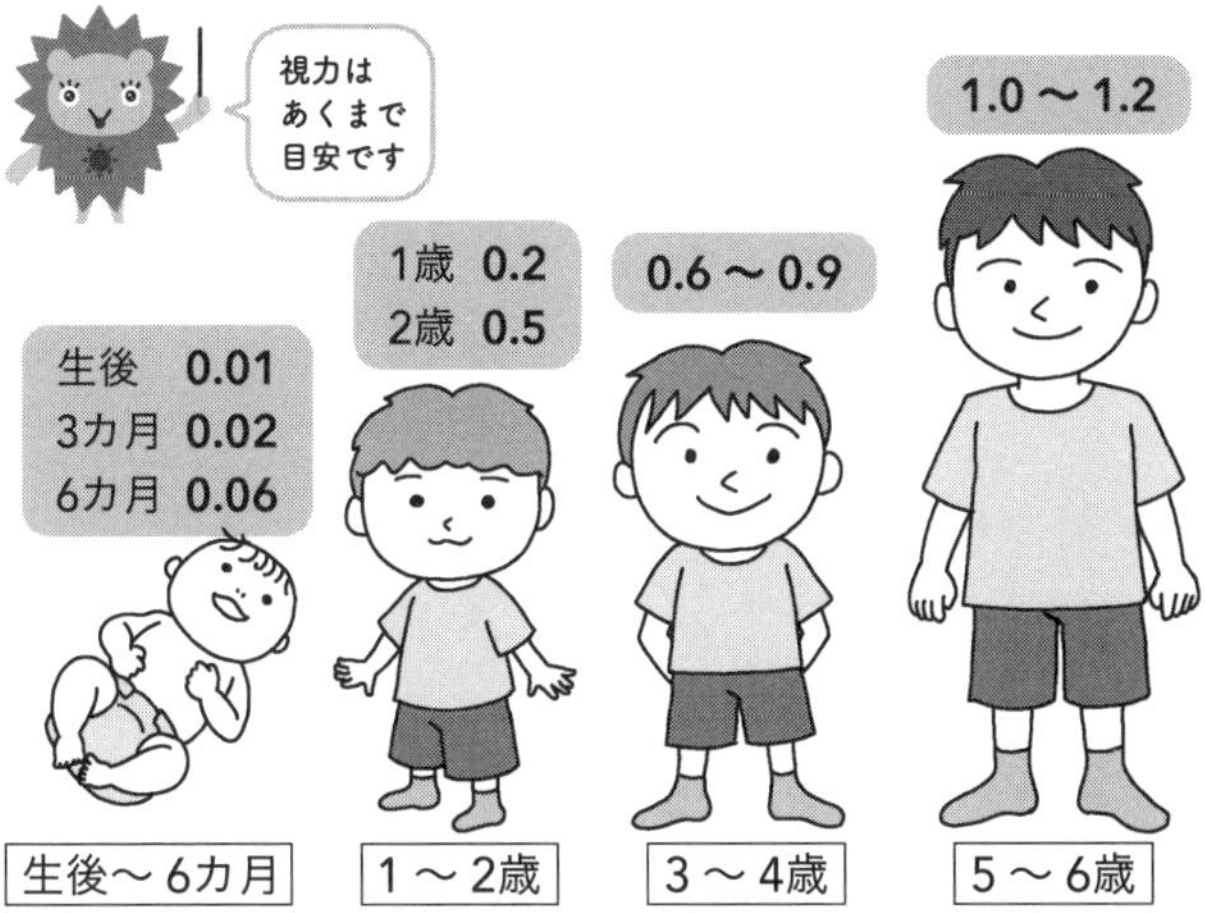
視力はあくまで目安です
生後 0.01
3カ月 0.02
6カ月 0.06
1歳 0.2
2歳 0.5
0.6〜0.9
1.0〜1.2
生後〜6カ月
1〜2歳
3〜4歳
5〜6歳

赤ちゃんの脳は大人に比べて非常に柔軟で急激に発達するのですが、視覚の変化は赤ちゃんを外から見ていてもわかりにくいかもしれません。

でも言語であれば、喃語《なんご》からはじまり、1語や2語がやっとだったものが、5歳や6歳ぐらいになると淀みなく話せるようになりますよね。

それと同じような発達が、視力でも起こっていると思ってください。

生後すぐは0・01ほどしかなかった視力も、早い子は3歳、遅い子でもだいたい6歳までには1・0に達します。このころには両眼視や色彩の識別、色の違いの認識といった能力も完成しています。

このとても大切な期間にお子さんの目と脳の「見る能力」をしっかり伸ばしてあげるには、何を意識すればいいのでしょうか。

答えは「いろんなものを見せること」。**目から脳へ、たくさんの情報を刺激として送ってあげることがいちばんです。**

そのための道具の一つが、モビールやベッドメリーというわけです。昔から子育ての場で重宝されてきたものには、やはりそれだけの価値があるということでしょう。

見る経験の多彩さが重要

お子さんがもう少し大きくなってからは、外へ出かけるだけでも、よい訓練になります。

家のなかと比べれば、見渡せる距離も、目に飛び込んでくる色や形の豊富さも、視線の動きの大きさも、屋外は段違いです。

家のなかでは遠くてもせいぜい3メートル、5メートルぐらいでしょう。しかし外に出れば、50メートル、100メートル先のものを見ることもざらにあるため、遠近感が発達すると同時に、脳も鍛えられるのです。

画面の一点を凝視するスマホと違って、**屋外には周りに動くものがたくさんありますから、両目を動かして物を追う能力も発達します。**

この間に脳内で何が起こっているのかというと、刺激が入ってくることで情報処理を行う神経細胞同士を結びつけるシナプスがどんどん増えていき、未熟だった神経回路が再構築されています。

さらに、効率よく処理できるようにシナプスが洗練されていくことで神経回路のネットワークが最適化され、視機能の完成度が高まります。

大切なのは経験です。**あらゆる情報（刺激）を目から入れることで脳が鍛えられ、色や形、遠近感などを認識する機能の発達につながります。**

ただし、臨界期にはタイムリミットがあることに注意してください。6歳ごろを境に、神経回路は変化が鈍くなります。こうなると同じ経験を積んでも、得られるリターンが、ガクッと減ります。**10歳ごろまでならなんとかカバーできますが、臨界期とそれ以降では、大きな差があると思ってください。**

そんな貴重な時期に、スマホばかり見ていたらどうなるでしょうか。

せっかく外に出かけても、「これ見ておとなしくしていてね」とスマホ動画を見せるしかなかったら……。残念ながら、大切な経験を積むチャンスを逃し、スマホアイになってしまうリスクがあります。

脳は環境によって変化する

子どものほうが早く言葉を覚える理由

ここまで、臨界期にどんな経験を積むかで子どもの発達が大きく左右されると繰り返し述べてきました。臨界期は耳慣れない言葉ですから、もしかすると今ひとつ腑に落ちない方もいるかもしれませんね。ここで少し詳しく掘り下げてみましょう。子どもの成長に深く関わることですから、知っておいて損はありません。

臨界期のわかりやすい例が言語です。生まれたときから英語圏で育つと、自然に英語を習得しますよね。ところが大人になってから英語を習得しようとしても難しいですし、ネイティブスピーカーのようにペラペラになるのは困難です。この違いの理由が臨界期にあります。臨界期の子どもは脳が柔軟で発達しやすいので、技能の習得も早くなります。**語学も音楽も運動も、小さいころから慣れ親しんだものは上達が早いイメージがありますが、それは臨界期の刺激によるものなのです。**

先ほどの英語の例でいうと、たとえば臨界期の最中に英語圏から日本に引っ越してきたとします。すると柔軟な脳は日本語の環境に適応するので、ぐんぐん日本語を習得して逆に英語は不要なものとして徐々に忘れていきます。そのくらい、**臨界期に受ける刺激の影響は大きい**のです。

生後すぐの脳は、過剰なくらいに神経回路を形成し、さまざまな環境に対応します。その後は、おかれた環境に適応するように神経回路を整理して、必要なものだけが固定されていくというわけです。

目の治療は一刻も早く

臨界期を発見したのはコンラート・ローレンツというオーストリアの動物行動学者で、1973年にノーベル賞を受賞しています。ひよこが、生まれて初めて見たものを親だと思う「刷り込み」現象を、みなさんも聞いたことがあると思います。実はこの刷り込みが起きる期間は、孵化後の約8時間～24時間に限られます。この刷り込みを研究して、臨界期を発見したのがローレンツです。

一方、1960年代には、哺乳類にも臨界期があることが明らかになりました。発見したのはトリステン・ウィーセル博士とデイヴィッド・ヒューベル博士です。彼らは、見ている物の色や形、動きや遠近感などを認識しているのは、脳内にある視覚野であること、さらにはその能力が発達する臨界期があることを共同研究で突き止めました。この現象を専門的には「眼優位可塑性」といいます。

ふたりは、この発見によって、1981年度のノーベル生理学・医学賞を受賞しています。実は、ウィーセル博士は、私がイギリス留学時に薫陶を受けた先生でもあります。

この発見でわかったことが目の早期治療の重要性です。

発達段階である臨界期に強度の屈折異常や斜視があると、脳の視覚野の神経回路が発達せず、弱視になってしまいます。弱視になるとメガネをかけて屈折を矯正しても、脳内の回路に問題があるため、視力が改善されません。

そのため、彼らの発見以降、お子さんの目に斜視や白内障といった病気が判明した場合は、赤ちゃんでもできるだけ早い段階で手術をするようになりました。

臨界期に適切な視覚刺激を与えることが重要ですから、治療は可能な限り早いほうがいいです。病気を抱えたまま放置すれば弱視となり、ものを見る能力の獲得に大きな支障をきたしてしまいますが、早期治療で救えるのです。

「スマホ育児」の恐ろしい現実

実際に見ることとスマホ動画の決定的な違い

ここまでを読んで「いやいや、スマホだって現実以上にさまざまなものを見られるじゃないか」と思った人もいるでしょう。

たしかにそうかもしれません。海外の風景や宇宙、身近にはいない動物や植物や昆虫、さらには現実にはいないキャラクター、愉快なダンスや歌。これらも刺激の一つに違いありませんし、スマホでなければアクセスできない情報も沢山あります。

ただし、**スマホの画面で見ることと、実際に見ることとでは決定的な違いもあります。**

まずスマホを見るときは、これまで散々述べてきたように、**近くを集中して見る作業になるので、スマホアイになる危険があります。**眼軸が伸びて近視になる、眼球運動が鈍る、内斜視などで両眼視機能がうまく育たなくなる。そんないくつものリスクがあるのがスマホアイです。

そしてもう一つ、**スマホでは「感じる経験」ができないという大きなデメリットがあります。**たとえば、スマホでリンゴの赤い色を見ることはできますが、リンゴの硬さや重さ、香りといった質感は感じられません。実物を見て実際に触れることで細やかな色の違いや質感まで感じることができるようになります。

この、**視覚と他の感覚との協調は大切な学習のチャンスです。**

大人である私やあなたにとっては、リンゴを画面越しに見ようと、実際に見ようと、大した経験の差はないかもしれません。でもそれは、私たちがすでに実物のリンゴに触れてきて、質感を学習済みだからです。

前に見て触ったことがあるものならば、見ただけで手触りも推測できるようになる。そんな研究結果を生理学研究所の郷田直一助教らが、サルを使った実験をもとに発表しています。この実験では、9種類の素材でできた外観や手触りが異なる36本の棒を見て触れる経験を2ヶ月間積ませています。

素材のなかには、セラミックやガラスといった、サルがふだん触ることのないものも含まれます。その後、素材の写真だけを見た際に、脳内で視覚情報を処理する場所である視覚野がどう反応するか計測しました。すると、似通った手触りの素材では同じような反応パターンが確認されました。この反応は、見て触れる経験の前には見られなかったものです。これにより、視覚以外からの感覚の影響を受けて、脳の視覚機能がより高度な学習を遂げたと考えられています。

バーチャルの経験は、実体験のきっかけとしてはいいかもしれませんが、リアルな

ものを見たり触れたりして感じるほうが、認知能力は格段によくなります。

積み木やブロックなどのカラフルなおもちゃを見て、手で触る。

外で思いっきり遊び、新しいものや自然や景色を見る。

親御さんらとコミュニケーションをとって、表情を見て、言葉を聞く。

こういったことを通じて、色や形、遠近感など、それぞれに対応するシナプスが脳の視覚野で組み上がっていきます。**目と脳でものを見るためのさまざまな能力が培われていくのです。**

ただし、これには大前提があります。ピントが合った状態のくっきりとした画像が目から送られてくることです。**ぼんやりとした画像が入ってくると、発達につながる刺激にはなりません。臨界期の子どもが強い遠視や斜視、白内障を抱えていると、弱視になりやすいのはこのためです。**万が一、なんらかの症状が疑われる場合には、いち早く眼科医に診せるようにしてください。

スマホが情操教育にも悪影響

スマホを見ることと、実際に見ることとの違いは、愛情の伝わりやすさにもあります。親の気持ちとしては、スマホ育児であってもなんら変わりなく大きな愛情を注いでいるはずです。しかし子どものほうが受け取る情報には違いがあるのです。

ポイントは、「愛情ホルモン」と呼ばれるオキシトシンの存在です。

オキシトシンは、人と人との愛着や絆、信頼に関係するホルモンです。オキシトシンが分泌されると自律神経の副交感神経が優位に働くようになり、心身ともにリラックスしてストレスを軽減させてくれます。最近では、自閉症スペクトラム障害（アスペルガー症候群）の治療薬としても検討されている物質です。

ではどんなときにこの愛情ホルモンは分泌されるのでしょうか。

赤ちゃんと母親の場合、授乳したり（触覚刺激）、見つめ合ったり（視覚刺激）、においを感じたり（嗅覚刺激）、声を聴いたり（聴覚刺激）することによってオキシトシンの分泌が促進されます。「うれしい」「楽しい」「気持ちいい」と感じたとき、オキシトシンが分泌されるのです。

また、**光による刺激でオキシトシンが出て、脳がシナプスを増やし、能力が発達する**こともわかってきています。光、つまり「見ること」が私たちの脳の発達を推進しているというのは重要なポイントです。

スマホには光や音がありますが、においや、人に触れる経験などはありません。そのため相対的にはオキシトシンの分泌が少なくなる懸念があります。幼**少期のオキシトシン不足は、将来的に愛着障害を引き起こし、無気力や無感動、無関心を引き起こすといわれています。**感情や情緒を育む情操教育にもよくない影響が考えられるでしょう。

スマホアイが将来の選択肢を奪う

見る力が大切な仕事も少なくない

遠近感をつかむのに必要な両眼視機能など、臨界期に発達するはずの能力を伸ばせなかった場合、将来のさまざまな可能性もロスすることになります。

たとえば、お子さんが、憧れの職業に就けなかったり、人一倍、苦労を要したりということが起こりえるのです。

最近の憧れの職業ランキングでは、ユーチューバーが人気のようで、インターネットやスマホがいかに子どもたちの間に浸透しているかもわかります。

一方で、サッカー選手や野球選手、運転士・運転手、パイロットや医師、美容師といった職業も人気の常連です。**これらはいずれも、見る能力が重要なウェイトを占めています。**遠近感がつかめなければ、球技は難しいですから、サッカーや野球、バレーボールなどで活躍することは、他の子よりハードルが高くなってしまうでしょう。

大型や中型の自動車免許など、遠近感や立体感を調べる深視力検査をパスしなければいけない免許もあります。立体視ができないと、運転にも支障が出てしまうからです。電車の運転士や空を飛ぶパイロットも、この深視力検査などで両眼視機能がチェックされます。

また、**刃物を使う職業も両眼視機能が必要です。**美容師や理容師のような器用にハサミでカットする作業は、微細な遠近感を認識する能力が必要なので、両眼視機能に問題があると難しくなります。私の知り合いにも、斜視があるために、精巧さが求められる手術が不得意で、苦労するという先生がいます。

お子さんがせっかく抱いた将来の夢をスマホアイが原因で諦めざるを得ないとなってからでは遅いのです。「なんであのときスマホばかり見てしまったのか」と将来嘆くことのないように、スマホ以外のたくさんの刺激を入れてあげてください。

経験値を上げて能力獲得のチャンスを逃してしまわないように

臨界期は、見る能力に限った話ではありません。

特に言語能力は、視覚と深い関わりがあります。**言語の習得には、目で見た情報を通じて環境を理解することが重要**だからです。言語の臨界期は、12歳ごろまでといわれていますが、完全なバイリンガルをめざすなら5〜6歳、赤ちゃんは生まれてすぐに母語を獲得し始めるため、早ければ早いほどよいそうです。いずれにせよ、視覚との連携、協調が大切なのはいうまでもありません。

また、**小さいときにいろんなおもちゃで遊んだり、いろんな体験をさせてあげたりすると、情報処理能力が発達し、知能や運動能力も爆発的に発展する**といわれています。つまり、目への刺激を増やすための経験は、その他の能力の発達にも大きく寄与するのです。たとえば動画ばかり見せるよりも、本を読んであげれば、想像力をつける機会にもなるでしょう。

能力を獲得する機会をロスしてお子さんの将来の選択肢を狭めるのか、それとも、可能性を広げるのか、今が大切です。

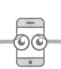

寝る前スマホがじわじわ体を壊す

体内時計が狂うのは、脳が時間を勘違いしているから

夜、遅い時間まで眠りにつこうとせず、朝は朝で登校時間が迫っているのになかなか起きてこない……。

お子さんが大きくなってくると、睡眠について気を揉むことも多くなりますよね。私もそうです。**睡眠のリズムは光と大いに関係しているため、スマホのような明るい光を発する機器による視覚刺激にも気を配る必要があります。**

19世紀後半に白熱電球が発明されてから久しいですが、人類の歴史に当てはめればそれもやはりごく最近の出来事。長らくは火が照明としての役割を果たしていました。**私たちの体は今も、日中は活動的になり、夜間は休息をとるようにできています。**自然と一体化したリズムが備わっているのです。

それをコントロールしているのが体内時計で、これは脳の視《し》交《こう》叉《さ》上《じょう》核《かく》というところに中心があります。

体内時計に制御されているものの一つが睡眠です。

人の体内時計は、約25時間の周期で刻まれています。

24時間じゃないの？　と思いますよね。そう、１日24時間という私たちのリズムとはずれがあるのです。ですから放っておくと、どんどん体内時計と生活リズムはずれていきます。

そこで、**毎日体内時計をリセットしてずれを修正しているのが、目から入ってくる太陽の光です。**

体内時計と太陽光

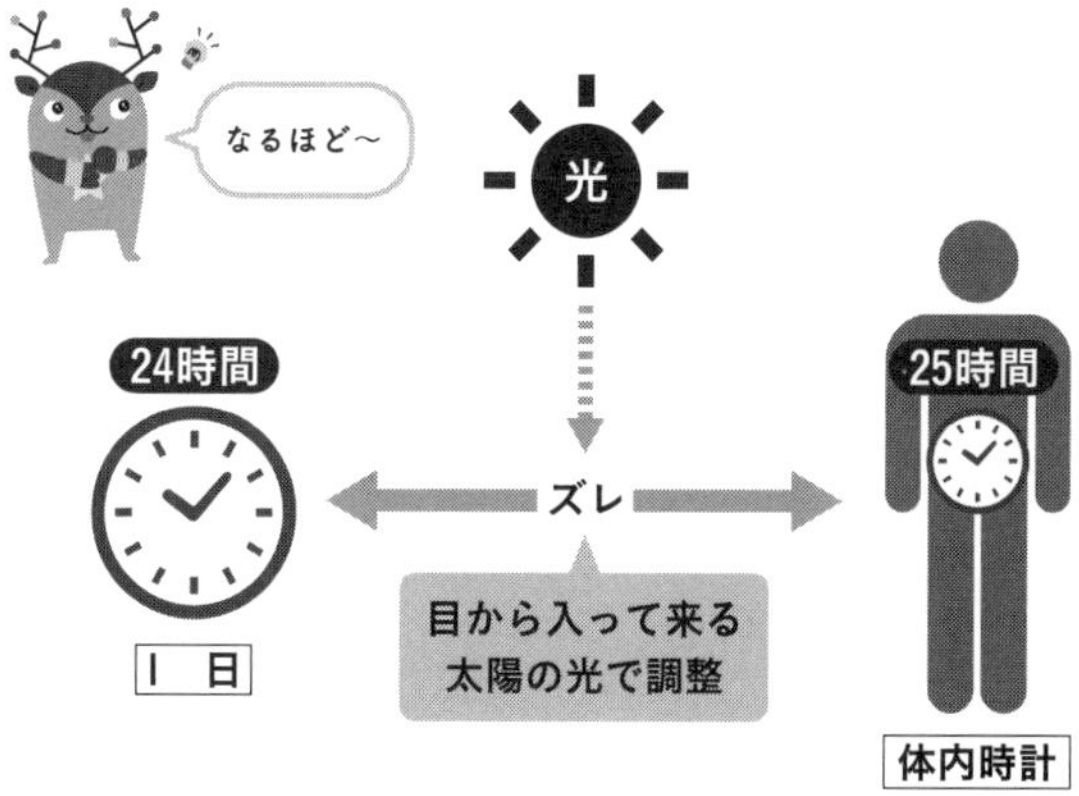

体内時計は、網膜からの光信号を受けて、メラトニンという睡眠ホルモンの分泌をコントロールしています。

朝、光を浴びると、体内時計がリセットされて活動状態に導かれます。また、メラトニンの分泌が止まります。

そしてリセットされてから一定の時間(14〜16時間)を経過するとメラトニンが放出され、眠気を催すようになっています。

朝起きて浴びる光は、日中の活動と夜の睡眠のスイッチを入れるために必要だということですね。

起床後2時間以上、暗い室内にいると体

内時計のリセットが行われず、その夜に寝つくことのできる時刻が約1時間遅れるといわれています。**体内時計のリズムをきちんとリセットするには、起床後なるべく早く太陽の光を浴びる必要があります。**

実は、**体内時計へ情報を送る内因性光感受性網膜神経節細胞は、スマホの画面などから発せられるブルーライトに最も反応しやすい特性があります。**そのため、寝る前にスマホを見ていると、脳がまだ昼間だと勘違いしてメラトニンを抑制してしまうわけです。

ブルーライトは悪くない？

スマホをはじめパソコンやテレビの液晶画面には三原色（赤、緑、青）のLEDが用いられており、ブルーライトが多く含まれています。

ブルーライトを巡っては、さまざまな意見があるのが実情です。可視光線のなかでも強いエネルギーを持つ光なので、害を危ぶむ声もありますが、根拠はなさそうです。商業ベースでの情報ではないかと心配しています。

ブルーライトは、太陽光に含まれる波長380〜495ナノメートル前後の青色成分の光です。2021年に、日本眼科学会は日本近視学会や日本小児眼科学会などと連名で、小児に対するブルーライトカットメガネの効果について否定的な意見書を発表しました。

他にも、ブルーライトが網膜を損傷するという話を聞いたことはないでしょうか。この話は科学的に証明されておらず、アメリカの眼科学会でも否定されています。そもそも、先ほども述べたようにブルーライトは太陽光にも含まれていますし、紫外線とブルーライトとの境界にあるバイオレットライトは、近視の抑制に効果があるともいわれています

ただ、**長時間画面を見ていれば目も脳も疲れますし、睡眠のことを考えると、ブルー**

ライトを寝る前に浴びるのは好ましくありません。

お子さんが幼ければ、絵本の読み聞かせがわりに動画を見せることもあるでしょう。

小学校高学年ぐらいのお子さんであれば、夜遅くに自分のスマホをいじることもあるかもしれません。

体内時計からすれば、寝る前のスマホは窓の外がいつまでもたっても明るいままになっているようなものです。眠りにつく時間が遅くなったり、眠りが浅くなって睡眠の質が落ちたりしても、仕方がありません。

人の成長ホルモンが分泌されるのは夜、就寝しているときです。成長ホルモンは、日中の活動で傷んだ細胞の修復にも活躍します。

睡眠不足が続くと発育にも影響が及びますし、前日の疲れがとれないままになり、学校生活も大変になります。寝坊すれば朝ごはんを食べる時間も削られてしまいますね。さらには、睡眠不足は自律神経のバランスの乱れにもつながります。

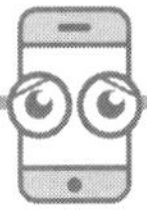

心のストレスとスマホの関連

心身のストレスが目の不調を呼ぶことも

大人でも子どもでも、心身にかかる過剰なストレスは健康の大敵です。目の器官には問題がないのに、脳にストレスがかかることで起こる心因性の視力障害もあります。また、ストレスは自律神経への影響も重大。そのバランスを乱し、全身の不調をもたらす大きな要因となっています。

自律神経のバランスは健康にとって非常に重要で、当然、目も例外ではありません。

心臓をはじめとした内臓の動きや血流などは、意識してもコントロールできません。

このような**意思とは関係なく働く臓器や器官を支えているのが自律神経です。**自律神経には、活発時に優位になる交感神経と、休息時に優位になる副交感神経があり、両者が上手にバランスをとることで健康が成り立っています。

自律神経によってコントロールされている器官は目にもあります。それは、瞳孔の大きさを調整する虹彩筋と、ピントを合わせるために水晶体を調整する毛様体筋です。**自律神経がおかしくなると、ピント調整に影響が出るうえ、血流も悪化しますから、視力にも悪い影響が出てしまいます。**

眼精疲労からくる自律神経の乱れにも要注意

目の不調が自律神経のバランスの乱れや全身の不調を引き起こすこともあります。

特に自律神経との関係が深いのが、スマホアイの代表的な症例でもある眼精疲労です。

眼精疲労になると目が疲れる、ぼやける、痛い、しょぼしょぼする、まぶしいといった症状が出て、ひどくなると肩こりや疲労感、頭痛も起こります。疲れ目とは違い、一晩寝たぐらいでは治りません。**目の筋肉が緊張した状態が続くことで交感神経が敏感になるため、自律神経もおかしくなり、全身の不調を招くことになります。**

眼精疲労の原因にもさまざまなものが挙げられますが、近年特に問題になっているのはデジタル機器の使用による眼精疲労です。

これは**デジタル眼精疲労（DES＝Digital eye strain）と呼ばれ、デジタル機器を2時間以上使用した際に生じる目の不快感と視力低下を意味します。**

DESの主な原因は、目の使いすぎです。PCやスマホなどの画面を至近距離で長時間見続けると、目の筋肉が凝り固まり、ピント調節がうまくできなくなります。無理なピント合わせや目の緊張が続くと、頭痛や目の痛みが起きることもあります。

ＤＥＳは、米国成人の70％近くが経験したことがあると報告されています。特に20代に多く、73％が症状を訴えています。近年、子どもにも増加している病気で、十分な注意が必要です。

ＤＥＳの原因には、ストレスや運動不足も考えられます。**ストレスが原因で、自律神経の働きのバランスが悪くなり、目の疲れが起こるときがあります。**また、運動不足で全身の血行が悪くなり、目の疲れの原因になることがあります。

また、国内ではパソコンなどのディスプレイを長時間見ることで起こる眼精疲労や心身への影響を指すＶＤＴ（ヴィジュアル・ディスプレイ・ターミナル）症候群も知られています。

ＶＤＴ症候群はもともと仕事で長時間パソコンを利用する人に多く見られましたが、スマホが普及した現在となっては、子どもたちも例外ではありません。

近い・暗いは目にとって最悪

スマホの見すぎで目の筋肉はヘトヘト状態

スマートフォンの画面を見るとき、目と画面の距離は自然と近くなりがちです。寝転がっていればなおのこと、近くなります。両者の距離はわずか20センチほど、下手をするとそれよりも近くなっていることもあります。

これだけ近くのものを見ようとする場合は、左右の眼球を内直筋で内側に引き寄せ、毛様体筋もぐっと力を入れて水晶体を膨らませることでピントを合わせます。

紙の本を読むときは目との距離が平均で33センチ、スマホを見るときは平均で20センチになるというデータがあります。スマホを見るときにピントを調節するための力は、紙の本などを見るときの1・7倍も必要になり、目を中央に寄らせる力も同様にかかります。

近づいた分、よけいに力を込めなければならず、長時間見続ければ、その状態がずっと続くことになります。

ふだん、遊んでいる途中で眠りに落ちたお子さんを抱っこしてベッドまで運ぶことがたまにあるのではないでしょうか。この程度なら、お子さんが小学生であっても、まだなんとか対応はできますよね。でも、これが30分や1時間、抱っこして歩かなければならないとなるとどうでしょうか。

お子さんが3、4歳でも、そのうちみなさんの腕はプルプルし始め、ちょっと一息と休憩を入れたくなることでしょう。

近くを見続けるのが目に悪いワケ

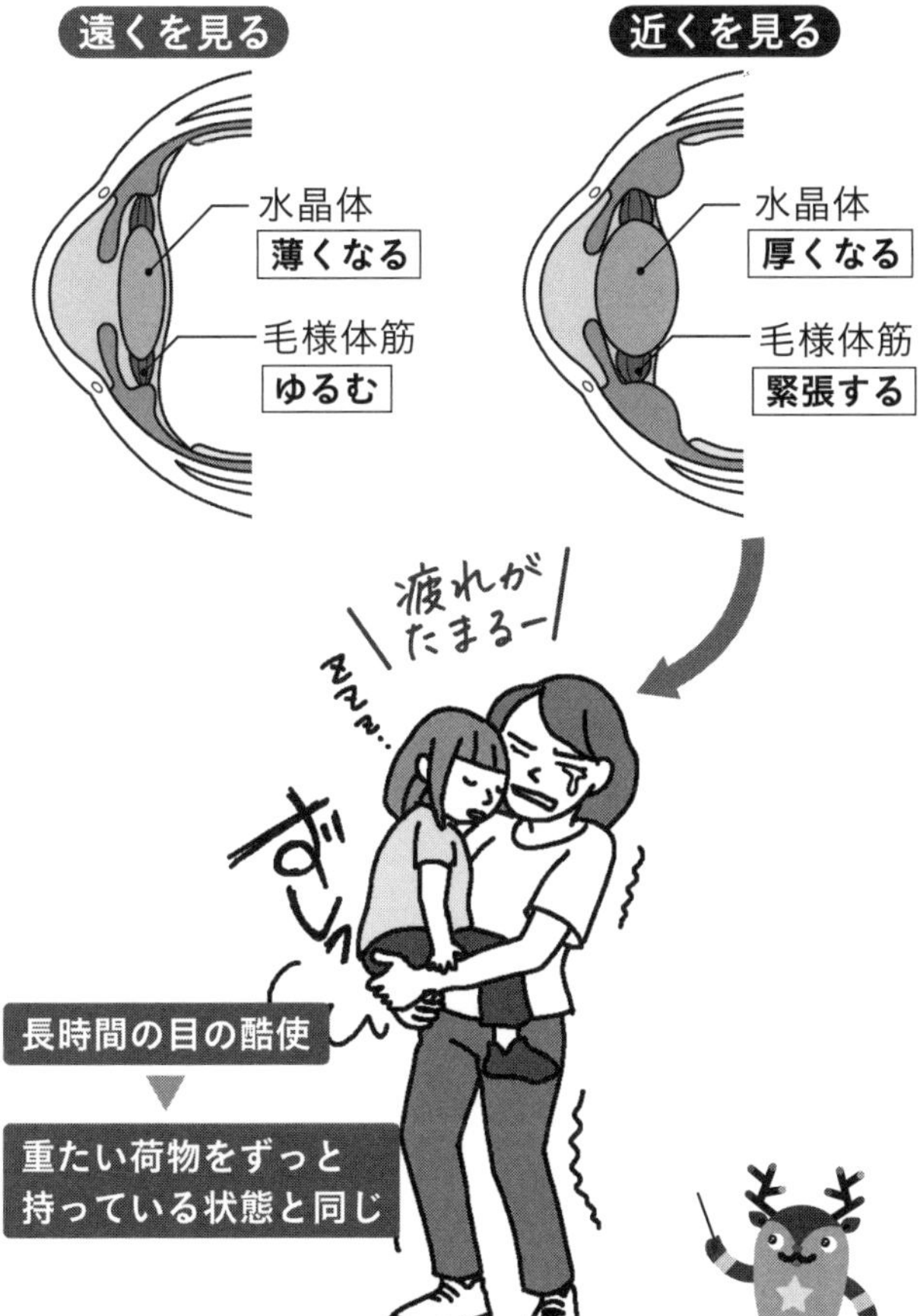

目の筋肉に異変が起こりやすい

スマホを至近距離で長時間見ているときの目の筋肉は、まさにこの状態。**重い荷物を休憩なしで延々と持たされているようなもの**です。当然、疲れが溜まりますし、筋肉が凝り固まって動きが悪くなる、痙攣するといった異変も起こりやすくなります。スマホの画面を熱心に見続けていれば、瞬きの回数も減少します。集中力が高まっているために起こることですが、目は乾燥しやすくなります。潤いが供給されない状態が続くとドライアイとなり、眼精疲労の原因になります。

動画やゲームを楽しんでいる本人は気づいていないかもしれませんが、目の筋肉からすれば、休憩も補給もなしに長時間労働を強制させられている状態です。

しかも、スマホには情報過多の問題もあります。**動画やゲームの鮮やかな映像は、大量の情報となって網膜から脳に送られます。**刺激的な情報により、脳内にはドーパミンという快楽物質が分泌されます。

この快楽物質が脳内に放出されると、中枢神経系が興奮し、それが「快感・喜び」

につながります。**脳のなかにこの快感や喜びの報酬を求める回路ができあがると、さらに強い刺激をどんどん求め、悪循環に陥っていきます。**

脳は延々とその処理に追われ、疲弊していきます。ゲームの楽しさのあまり、それをやらずにはいられなくなる依存症の恐れもあります。体にとって決していいとはいえないことが同時進行していくのです。

ちなみに、近くから遠くへとピントを移動する際は交感神経、遠くから近くを見るときは副交感神経が働きます。

これは太古の時代に獲物を捉えるために遠くを見ていた名残といわれています。となると、近くを見ているときはリラックスできそうですが、脳はスマホの画面に集中し、交感神経が働いている状態です。

至近距離ゆえに、筋肉も過度に緊張しています。こうした矛盾も、自律神経のバランスを乱す原因になるといわれています。

暗い部屋でスマホを見る＝目のあらゆる機能を酷使する原因に

近距離、長時間のスマホ利用という目にとっての苦行にもう一つ要素をプラスするとすれば、部屋の明るさです。

部屋が暗くても、スマホの画面が明るいからいいやと部屋の電気をつけずにいることがありませんか。この状態は、明暗のコントラスト（差）が非常に大きくなり、目への負担が増大します。

光や色のセンサーとなる網膜の視細胞には、光の感度が高く暗い場所で活躍する桿《かん》体《たい》細胞と、光の感度が鈍いものの明るい場所での色の識別に活躍する錐体《すいたい》細胞があります。

夜中に突然部屋の電気を消すと何も見えなくなりますが、数十分ほどするとモノトーンの視界が開けます。これは、暗い場所でメインとなる桿体細胞がフル稼働できるまでに数十分かかるためで、暗順応と呼ばれます。

反対に、映画館のような暗い場所から外に出ると、一瞬眩しく感じ、視界が正常になるまで数十秒を要します。これは明順応と呼ばれるもので、視細胞は錐体細胞メインに切り替わっています。

スマホの画面は明るいけど周りは暗いままとなれば、画面のなかと外で輝度に大きな差が生まれています。こうなると明暗の切り替えを頻繁に行わねばならず、目が疲れる原因となります。

また、視細胞だけでなく、瞳孔も明るい場所と暗い場所で大きさを変え、取り込む光の量を調整しています。暗い部屋では瞳孔が大きく開いており、ピントが合いにくい状態です。

その分、目も疲れてしまいますし、**暗い場所に対応しようとしたところに明るい光**

が飛び込んでくれば、刺激もそれだけ大きくなります。目への負担だけでなく、視覚刺激による脳への悪影響も起こりやすくなります。

スマホを屋内で利用する場合、望ましい部屋の明るさは画面の輝度と同じ程度です。ただ、寝る前の場合は、輝度を揃えたとしても今度はブルーライトの影響で睡眠不足につながり、自律神経を乱すことになります。遅い時間のスマホはいずれにせよアウトだと考えたほうがいいでしょう。

目から入ると危険な刺激も

視覚への過剰な刺激は、直接的な健康被害を及ぼすこともあります。

1997年に放送されたテレビアニメ『ポケットモンスター』の一部視聴者が、光過敏性発作等を起こし救急搬送された放送事故が有名です。

原因は、赤と青の背景が1秒間に12回も入れ替わる、激しい光の点滅が約4秒間にわたって繰り返されたことにあるとされています。

番組の放送直後に、**視聴していた子どもの1割が「頭が痛い」「気持ち悪い」などと健康被害を訴えました。**全国で600人以上が救急搬送され、数人が入院したと報告されています。

この事件は「ポケモンショック」として、公共放送によって生じた健康被害の最たるものとして広く知られることになり、映像による視覚刺激の危険性を一気に知らしめました。それとともに、「テレビを見るときは部屋を明るくして離れて見てね」といった注意喚起がなされるきっかけにもなっています。

以来、日本のアニメ作品などでは、激しく光が点滅する描写が使われることはありません。しかし**スマホであれこれと動画を視聴していると、なかには「ポケモンショック」のような被害の危険がある映像がないとも限りませんから、**注意してください。

第4章

「スマホアイ」は予防できる

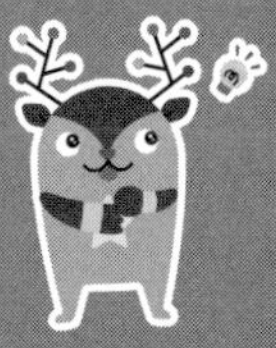

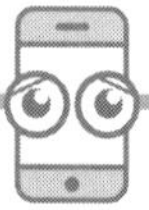

目の疲れをスッキリ癒す簡単なルール

スマホのせいで目も脳も常にヘトヘト

スマホアイを予防するためにまず大切なのは、近くを長時間見続けないことです。

見る対象がスマホ以外のタブレットやパソコン、テレビといった電子機器でも、あるいは本だとしても、このルールは当てはまります。近くを長時間見続ける行為は、とにかく目が疲れてしまいます。

あなたや、あなたのお子さんは、1日にどのくらいスマホを使っているでしょうか？

メールやSNS、ニュースのチェックに調べもの、動画にゲームと、全部合わせたら1時間や2時間では済まないのではないでしょうか。

たとえば、MMD研究所とスマートアンサーが共同で行った「2021年版スマートフォン利用者実態調査」では、**1日のスマホの利用時間は「2時間以上、3時間未満」が全体の19・7%でトップでした。**それより長時間利用している人も多く、「3時間以上、4時間未満」が16・1%、「4時間以上、5時間未満」が10・7%、「5時間以上、6時間未満」が8・4%、「10時間以上」もなんと4・3%です。

こうした調査は他にもいくつかあります。

グロッサムが行った「スマホでの情報収集に関する定点調査」の2021年版では、**1日の平均利用時間は136・3分だったそうです。**

やはり2021年に日本マーケティングリサーチ機構が行った調査では、53・75%が「1日に3時間以上」スマホを見ていると回答しています。

調査によって結果はまちまちですが、**平均的には2時間、3時間は平気でスマホを**

使っていると思っていいでしょう。

なんとなくスマホを見始めたら、あれこれと次々に見てしまって気づいたら1時間も経っていた、なんていう経験は珍しくありません。

このとき、あなたの目と脳はものすごく疲労しています。**近くを凝視するために目はヘトヘト、その目から入ってくる膨大な情報で脳はパンク状態。**あまり自覚はないかもしれませんが、確実にダメージは蓄積されているのです。

たった20秒で目はリフレッシュする

さて、そうはいっても急にスマホの使用時間を大幅に減らすのは、難しいと思います。そこでおすすめしたい簡単な対策が、**目を疲労から守る「20・20・20ルール」**です。

20・20・20ルールは、20分間スマホやパソコンを見たら、20秒間、20フィート（約6メー

目を疲労から守る

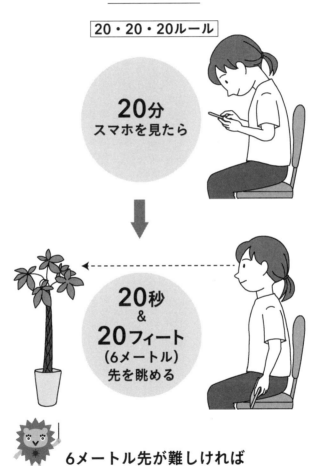

6メートル先が難しければ
窓の外を眺めるだけでもOK

トル）離れたところを眺めましょう、という休憩のルールです。米国眼科学会議が推奨しています。

たった20秒間の休憩でそんなに意味があるの？　と思うかもしれません。

もちろん専門家のなかにも効果を確かめようとした人がいます。イギリス・アストン大学のジェームズ・ウォルフソン教授をはじめとした研究チームは、眼精疲労のあるパソコン使用者に20・20・20ルールを実施してもらい、1週間後の変化を確認しました。すると、**乾燥、ヒリヒリ感、不快感などの症状が軽減したそうです**（Talens-Estarelles C, et al. Cont Lens Anterior Eye. 2022 Aug 10. [Epub ahead of print]）。

視線の先にある対象との距離が近いほど、目の筋肉はピントを合わせるために懸命に働いています。

しかし、当の本人は、目や脳を酷使していることに気づきにくいものです。このままではスマホアイや眼精疲労、近視の進行を防げませんから、適当なところで時間を区切って遠くを見ることで、疲れた目を休ませるわけです。

20フィート（6メートル）という距離はあくまでも目安です。窓の外をぼーっと見るだけでかまいません。

ピント調節のために緊張したまま凝り固まりかけた筋肉が、調整の役目から解放されることで一気にリラックスできます。

その間、目から送られてくる情報の処理に追われていた脳も、ひと休みできます。

時間に関係なく、スマホを見終わった後は必ず遠くを見る習慣をつけると、さらに効果的です。

海外で子どもの近視を改善した意外な習慣

もう一つ、お手軽に目を守る方法があります。

それは、なるべく長い時間、外で活動すること。

もう少し詳しくいうと、**1000ルクスを超える明るさの環境で、1日に合計2時間以上の活動をすると、近視が進行しにくい**ということです。

実際に、子どもの近視が問題視されている台湾では、小学生の屋外活動を増やすために法改正を行い、1日2時間以上、屋外で過ごすようにしました。

すると**2011年に視力0・8未満の小学生が50%だったのが、2020年には44・3%に低下した**そうです。

室内の電灯では1000ルクスは超えませんが、屋外であれば天気が悪くても1万

～2万ルクスはあります。2時間連続で過ごす必要もないので、家にこもりっぱなしにならず、合計で2時間くらい外に出るようにしてください。もちろん、真夏など日光が強烈な日は日差しの対策も忘れないようにしましょう。

子どもの1日の利用時間はどのくらいまで？

20・20・20ルールや十分な屋外活動を前提としたうえで、子どもが1日にスマホを見る時間はどの程度にするべきでしょうか。

私は、**平日なら合計1時間、休日でも合計2時間までには抑えてほしい**と考えています。これ以上は、目にかかる負担が大きくなる「長時間利用」にあたると考えてください。

大人の感覚だと非常に少なく感じるかもしれませんが、子どもの場合は平日1時間くらいで十分ではないでしょうか。

内閣府の調査では、**0歳から9歳の子どものインターネット利用時間は平均110・2分です**（内閣府「令和3年度　青少年のインターネット利用環境実態調査」）。

利用している機器を見るとテレビが上位ですから、インターネットを利用しているといっても四六時中スマホやタブレットを見ているわけではないでしょう。確かに、テレビでＹｏｕＴｕｂｅを再生しているご家庭もよくあります。

こうした背景を踏まえると、スマホ（タブレット）の利用時間は平日1時間程度で収まると思います。

特に小学生になると平日は学校もありますし、習いごとに通っていれば、帰宅後の自由な時間はそれほど多くないですよね。

日が暮れるのが早い冬場はなおさら、時間はあっという間に過ぎていきます。遊んでばかりだと親としては心配になるかもしれませんが、屋内でスマホを使って遊ぶよりは、外でわいわいと遊ぶほうがお子さんのためです。休み時間や部活、習いごとなどで外に出て運動する機会があれば、なおいいでしょう。

一方で学校がない土日は時間がたっぷりあるでしょうから、外でガッツリ遊んで、勉強もしたとしても、暇を持て余しがちです。ボーナスの意味も含めて、最大で2時間としてもいいでしょう。

あくまでもトータルで2時間で、立て続けに2時間ではありません。適度に休憩を挟んで目を休ませることが大前提です。

また、夏休みなどの長期休暇中は、オール2時間とすると目への負担が大きく、歯止めがかからなくなる恐れもあります。平日1時間、土日2時間のリズムは変えずにキープしましょう。

眼科医がすすめる目を守るためのスマホの〝ある設定〟

スマホは最低30センチ離して使う

スマホの画面に集中しているとき、ほとんどの人が自分の姿勢に無頓着になります。周囲のスマホを見ている人を思い出してみてください。どんな姿勢になっていますか？おそらく、**うつむいて、猫背になり、画面を覗き込むようにしている姿**が思い浮かぶのではないでしょうか。決してよい姿勢とはいえませんよね。

これは目にとって非常に危険。無意識に目と画面の距離が近くなっているからです。

自分では気にならないかもしれませんが、**目はずっと寄り目の状態で、どんどん疲弊していきます。**

ある調査では、目とスマホの距離は平均で約20センチとされていました（野原尚美、他：携帯電話・スマートフォン使用時および書籍読書時における視距離の比較検討．あたらしい眼科：32：163－166、2015.）。

これでは明らかに近すぎです。**スマホを見るときは、意識的に30センチ以上の距離を保ってください。**

いまいち感覚がわからないかもしれませんが、たとえばA４用紙の縦の長さがだいたい30センチです。

大人でも無意識に画面に近づいて見ているのですから、**腕が短く、目の健康にも無自覚な子どもはなおさら危険です。**特に親が子どもにスマホを渡して見せているときは、子どもを見張っていられない状況であることも多いでしょうから、注意することもできません。これではスマホアイまっしぐらです。

ソファやベッドに寝転がってスマホを見るのは最悪です。寝ながらのスマホは、座っているときよりもさらにスマホと目の距離が近くなります。しかも、スマホに近い側の目ばかりを使うことになり、負担が偏ります。横になっていると体は楽かもしれませんが、目はめちゃくちゃしんどいわけです。

使っていないほうの目は刺激が入らず、左右の目に視力差が生じる原因にもなります。夜、布団のなかでの使用となれば、睡眠の質の観点からも好ましくありません。

今すぐできる！　自然に目を守ってくれる便利な設定３つ

そうはいっても、画面に集中していると、なかなか距離をキープするのが難しいものです。**そこでおすすめしたいのが、スマホの画面設定を変えること。ポイントは文**

字の大きさと明るさです。

文字の表示はできるだけ大きく設定しておきましょう。小さい文字を読もうとすると、いつ間にかグッと画面に近づいてしまうことがあります。なので**文字サイズを大きくしておくだけでも、そのリスクを軽減できます**。

では画面の明るさは、どうするのが目にとってよいでしょうか？

これは前章でも触れた通り、**いちばんいいのは周囲の明るさに合わせることです**。部屋が薄暗いのに画面が明るい場合も、逆に部屋が明るいのに画面が暗い場合も、目は疲れやすくなります。明るさを自動で調整する設定がありますから、それを利用するのがいいでしょう。

画面のコントラストについては、あまり強くするのはおすすめしません。短時間であれば見やすく感じるかもしれませんが、時間が経つにつれて目には疲労が蓄積します。

また、**「iOS17」「iPadOS17」以降のOS（スマホ向け基本ソフト）を搭載したiPhone、iPadでは、「画面との距離」という設定を使えます。**

これは、画面と顔の距離が30センチ未満の状態で使用を続けていると、「iPhoneが近すぎる可能性があります」という警告が画面いっぱいに表示されて、使えない状態にしてしまう機能です。画面を30センチ以上に離して「続ける」をタップすると利用を再開できます。

設定の仕方は簡単で、「設定」→「スクリーンタイム」→「画面との距離」でオンにするだけ。自分では30センチの感覚がよくわからないですし、無意識に近づいていることが多いでしょうから、こうしたテクノロジーの力でフォローしてくれる機能は非常に便利ですよね。

スマホを利用中にいきなり警告が出て画面が見られなくなると、最初はうっとうしく感じるかもしれません。でも、**そのくらい強制的な仕組みがないと、子どもでなくとも画面との距離を保つのは難しいはずです。**イライラせず、「自分の目を守ってくれている」と思って使ってみてください。

ストレートネックが全身の不調に

俯いてスマホの画面を覗き込む姿勢を続けていると、猫背、巻き肩、ストレートネックが悪化していきます。背中が丸まって首が前に突き出た状態ですから、見た目にもとてもカッコ悪いですし、もちろん目にも健康にもよくありません。

人間の頭部は体重の10％程度といわれています。体重が40キログラムの人であれば、頭は4キログラム、体重60キログラムなら頭は6キログラムという具合です。子どもも同じで、30キログラムの子だったら3キログラムの頭部を全身で支えているわけですね。よく「ボウリングの球くらい」と例えられるように、思った以上に頭は重たいことがわかります。

首をガクッと折り曲げて俯いてスマホを見ていると、この頭の重量が首にズシリとのしかかります。首を曲げるほど負担は2倍、3倍、4倍と膨れ上がります。

この状態が続くと首の筋肉に負担がかかり、硬く収縮します。そして**筋肉が収縮したまま戻らなくなり、首が前に出てしまった状態がストレートネック**です。

本来、首はS字に緩くカーブしているのが自然なのですが、そのカーブが失われてまっすぐになってしまうのです。

この**ストレートネックは「スマホ首」とも呼ばれ、首や肩にかかる負担が大きくなり、凝りや痛みも起こりやすくなります**。

また、悪い姿勢で近くを見続けると、首の後ろ側にある「後頭下筋群」という筋肉群に負荷がかかり、過緊張を起こします。「後頭下筋群」は眼球運動などをサポートする筋肉で、過緊張が続くとピントが合わせにくくなり、眼精疲労や頭痛の原因になります。

目の酷使にはイエローカードを

ふだん姿勢の悪い子が、スマホを使っているときだけ姿勢がよくなるということはないでしょう。また、大人になってから姿勢を正すのは簡単ではありません。**小さいころから姿勢を正すことを習慣化できていれば、それだけでも目にとっては大きなプラスです。**

お子さんの姿勢は、同じ部屋にいればいつでも確認できますから、食事の際なども気をつけて観察することをおすすめします。もしも姿勢が乱れていれば、その都度、注意してあげましょう。

姿勢に限らず、目の酷使につながるような状態は、いち早く注意することが大事です。自動車教習所では、生徒が間違った運転をした場合、隣に座った教官がブレーキをかけることがありますよね。目の酷使も、いち早いブレーキが肝心です。

20・20・20ルールをベースに、目の酷使につながる要注意な行為はリストアップしてルールに明記しておきましょう。目を守る習慣が身につけば、脱スマホアイは大きな前進です。そこで、子どもがルールを意識しやすいように、次のようなイエローカード制度を取り入れるのもおすすめです。

- イエローカードが月に5枚溜まったら、使用禁止にしたり、利用時間を削減したりする
- イエローカードが出されたら、1時間使用禁止にする
- イエローカードがゼロだったら、次の月はボーナスも考える

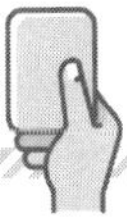

イエローカードの例

- スマホを20分以上続けて使った
- 食事中にスマホを使っている
- 自分の部屋で親に隠れてスマホを使った
- 1日合計で1時間（休日は2時間）以上スマホを使った
- スマホを使ったのに使っていないと嘘をついた
- 寝る前にスマホを使った（就寝2時間前が目安）

など

ルールはお子さんと話して
お互い納得したうえで決めましょう！
一方的に決めたルールは
なかなか守ってもらえません。

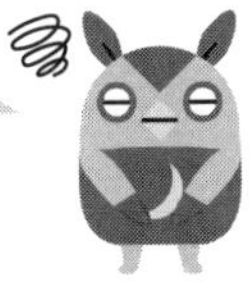

スマホ中毒を防ぐ管理のコツ

ペアレンタルコントロールでスクリーンタイムを制限する

私も子どもにスマホを使わせるときは神経を使いますが、今のところ長時間利用に対する心配はあまりしていません。

スマホのアプリを子どもが使い始めて一定時間経つと、私のところへやってきて「見られなくなっちゃった」と申告してくる仕組みになっているからです。

要するに、**ペアレンタルコントロールの機能を使って、制限時間になると強制的にアプリの利用が停止**されるということです。

こうしておくことで、私の裁量のなかで利用を延長させたり、あるいは「どうしてもう使ってはいけないのか」を話したり、都度対応することができます。何より子どものコミュニケーションの機会にもなるので便利です。

ご存知かもしれませんが、**ペアレンタルコントロールは、親が子どものスマホ利用を管理・制限すること**。そのための便利な機能がスマホやアプリには備わっています。キャリア各社が提供しているフィルタリングサービスや、アップルやグーグル、マイクロソフトといったOSベンダーによるペアレンタルコントロールのアプリなど、選択肢はさまざまです。これらのメリットは、親が主導権をガッチリと握ったうえで、決定したルールに基づいて自動で管理できることにあります。

スマホの機能を使えば、1日の制限時間が来れば無慈悲にシャットダウンします。機種やアプリ任せですから感情が入りこむ余地はありません。中高生になって自分の部屋でスマホを利用したがったときも、姿勢に気をつけるよう注意したうえで、ある程度は認めることができますね（万が一姿勢を守れていなくても、時間は守らざるをえません）。

また、使える時間帯についても、24時間いつでも使える状況は改めておきましょう。**睡眠への影響も考えると、就寝の2時間前ぐらいで区切るのが理想**です。

子どもの要求にどこまで応える？

気をつけないといけないのは、スマホの実用性とのバランスです。

たとえば「友達と連絡を取るのにアプリが必要」とか「勉強用のアプリをもっと使いたい」といった要求が出てきたとき。こうした場合、子どもの話をよく聞いて、判断しなければなりません。保護者のスマホからお子さんのスマホのアプリやＷｅｂサイトなどの管理・制限も行えますから、各種設定の主導権は完全に親にあります。

延長したい場合は、子ども側からリクエストのアクションを起こさなければいけません。許可や却下の対応が生じるのを面倒くさがる方もいますが、お子さんにスマホを持たせたうえで目を守るには、このやりとりは必要最低限だと考えてください。

むしろ、**直接のやり取りや簡単なプレゼンを課すようにすれば、親子のコミュニケーションを持つよい機会にもなります**。また、頻繁にリクエストが来る場合は、制限時間やお子さんの使い方を見直す契機にもなるでしょう。

もう一つ、**意外と悩まされている親が多いのは、子どもの「ペアレンタル突破」です**。親が制限を解除するときに入力しているパスワードを見て、勝手に解除したりします。また、親の誕生日などの単純なパスワードだと、当てずっぽうで試して突破されるのもあるでしょう。それくらい子どもの欲求は強烈なことがあるのです。

心配であれば、パスワードは子どもの目につかないところで入力するなど、突破を防ぐ工夫が必要です。

ペアレンタルコントロールでは、お子さんがどんなアプリを使っているのかも一目瞭然ですし、心配なサイトへはアクセス自体をストップできます。目の健康だけでなく、ゲーム依存やお金の使い込み、ＳＮＳでのトラブルなどを防ぐためにも、こうしたサービスを活かさない手はありません。利用時間を自動で記録でき、後から振り返られるのもよい点です。

お子さんの年齢に応じて、都度見直しながら、活用しましょう。

子どもの脳のブレーキは未熟

60歳の前頭葉は12歳並み、という話を聞いたことがあるでしょうか。

高齢者は何かとキレやすいようなイメージがあります。コンビニや飲食店で店員を怒鳴っていたり、電車で他人に説教をしていたり。イメージで偏見を持つのはよくありませんが、実は脳の仕組み的に、歳をとると怒りっぽくなりやすい理由があるのです。

前頭葉というのは、感情の抑制などを行うブレーキのような役割を持っていて、20代で機能のピークを迎え、その後は徐々に衰えていきます。この機能の発達度合いを調べると、60歳と12歳で同じ程度だそうです。

さて、何が言いたいのかというと、**感情の抑制が効きにくい高齢者と同じように、子どもの脳はブレーキ機能が弱い**ということです。

子どもが大きくなるにつれて、自分のスマホを欲しがるようになります。しかし、いつからお子さんにマイスマホを持たせればいいのかは、多くの親が悩むところでしょう。厳しいご家庭では、大学生になるまでは持たせないというところもあるようです。

モバイル社会研究所が2023年11月に行った調査では、**自分専用のスマホを持っている子が小学校6年生で5割を超え、スマホ所持開始の平均年齢は10・6歳でした。**

同じ調査によると、小学生のうちから持たせた家庭では、所持理由の1位が緊急連絡用となっています。

中学生から持たせた家庭では緊急連絡用が1位であることは変わらないものの、小学生では4位だった「子どもから欲しいと言われた」が僅差の2位まで浮上しています。

お兄さんやお姉さんがいれば、きょうだい間で遊ぶ機会も増えるでしょうから、一概にはいえませんが、**私は自分のスマホを持つのは中学生ぐらいからでいいのではないかと考えています。**

先ほどの調査でも小学生のうちから安全のために持たせるケースがありましたが、低学年の場合は特に、スマホではなく機能が限られたキッズケータイで十分でしょう。

マイスマホを買ってあげるときに気をつけておきたいのは、**子どもが自分のスマホを持つことと、自由に使えることはイコールではない点**です。

親のスマホを貸す場合は、どの程度スマホを利用していいのか、運用の主導権は完全に親にありますよね。

子どもにスマホを持たせる場合も、この主導権だけは親が保持したまま、譲らないことが大切です。ルールを破ってばかりだと使えなくなる恐れもあるわけですから、効力も絶大です。

反対に主導権がない状態は「使い方は子どもに任せている」とも言い換えられます。中学生ぐらいになればそれもいいんじゃないのと思うかもしれませんが、そう簡単ではありません。

中学生になるとスマホの利用時間は長くなり、使う時間帯も夜遅くなる傾向があります。スマホを通した友だち付き合いが増えることも要因とは思いますが、スマホの家庭内ルールを破る割合が増えるのもこの年代のようです。

小学生よりは自制が効くようになっているといっても、10代の脳はまだまだ完成しきっておらず、発達の過程にあります。スマホの使い道はどんどん広がる一方で、好奇心に抗う前頭葉は成熟していないため「制限時間を超えたけどどうしよう」とセルフジャッジするときに「もうやめよう」という天使の声が「もうちょっといいだろう」という悪魔の囁きに屈してしまうのです。

子どもが中学生くらいになると、少し大人として扱ったり、権限や責任を持たせたりして成長してほしいと思うものです。しかし**脳の仕組みでいえば、自分で計画したり判断したりする力はまだ発展途上であることも事実。**子どもの意思や思いを尊重してあげる一方で、**最後のブレーキは親なのだ**という線引きは、はっきりとしておいたほうがいいでしょう。

子どものスマホやタブレットでのゲーム利用頻度

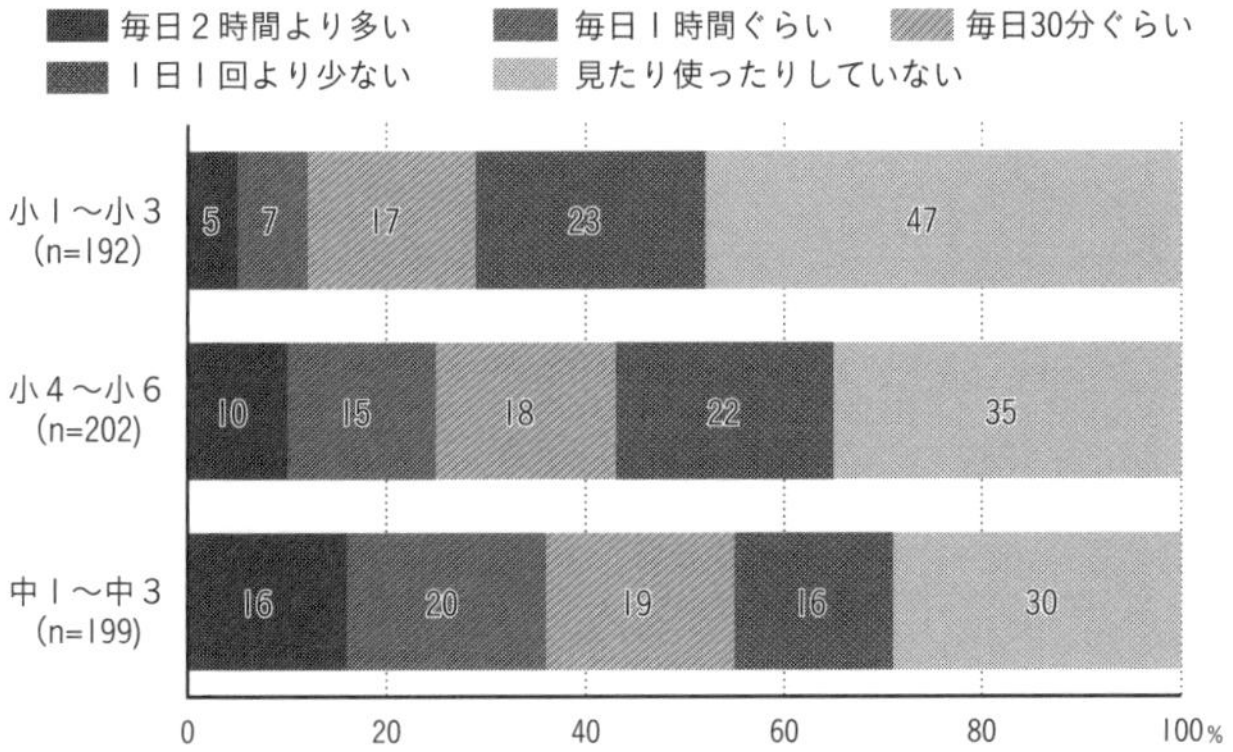

注：小中学生自身が回答
出典：株式会社NTTドコモモバイル社会研究所「モバイル社会白書2023年度版」

子どものYouTube利用頻度（スマホに限らず）

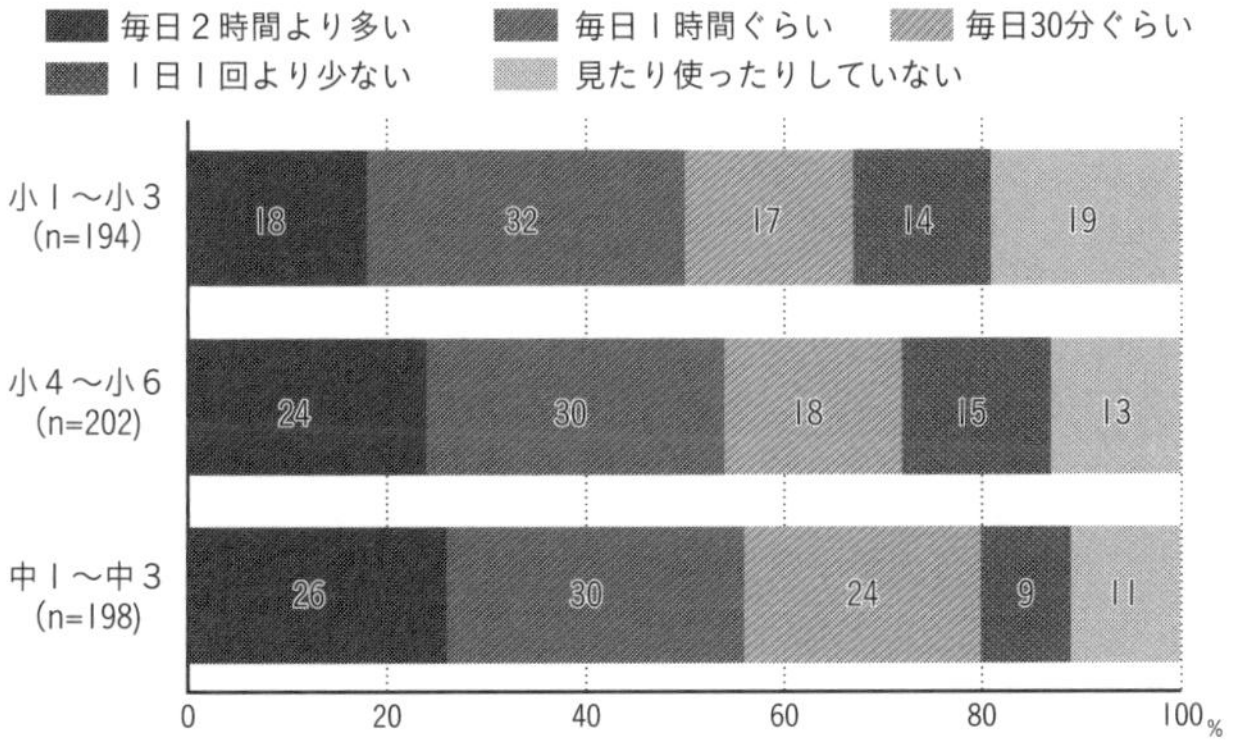

注：小中学生自身が回答
出典：株式会社NTTドコモモバイル社会研究所「モバイル社会白書2023年度版」

「ながらスマホ」を今すぐやめさせるべき理由

食事中のスマホの怖い悪影響

いつでも、どこでも使えるのがスマホの利点ですが、反面、問題になりやすいのが「ながらスマホ」です。自転車や自動車のスマホ運転や歩きスマホは非常に危険でクローズアップされがちですが、自宅での「ながらスマホ」も同じく危険です。

最近よく話題に上がるのが食事中のスマホいじり。食事の合間にスマホをチェックする人もいれば、なかにはものを食べながらSNSを見たり動画を視聴したりする人もいます。

躾《しつけ》やマナーの面でよろしくないのはもちろんですが、それ以外にもデメリットはあります。

繰り返し述べているように、視覚からの刺激は強烈です。食事中にスマホを見ていると、どうしてもスマホからの視覚情報に意識が引っ張られて、食事に集中できなくなります。するとどうなるかというと、**唾液や胃酸が減り、消化吸収能力が弱くなってしまいます。**味もしっかり感じられなくなるでしょう。

「日本人は日で食べる」という言葉もありますが、それくらい視覚情報と食事は深く結びついています。見た目でおいしそうと感じることで脳は食事モードになり、体は消化の準備を整えるのです。

スマホから入ってくる情報の量は膨大で、文字通り目を奪われてしまいます。「ながら」とはいいますが、その実、意識のほとんどはスマホのほうに奪われてしまうと思っていいでしょう。

食事以外にも、勉強や会話の最中に「ながらスマホ」をしてしまうと、まるで集中できません。**親も気をつけないと、ついスマホを見ながら子どもに「うん、聞いてるよ」などと返事をしてしまうことがあります。これは子どもからすると、全然聞いてもらえていないようで不安になる行為です。**

食事中やテレビを見ているときは触らない、勉強中は調べ物に使うとき以外は遠ざけておくといったこともルール化して、親も一緒に守ることをおすすめします。

使う場所は親の見えるところで

24時間、365日、どこにいても使えるのがスマホのいいところでもあり、怖いところでもあります。いつでも手元にあるのが普通になっていますから、手が空いたらついスマホを探していたなんてことも珍しくありません。スマホを家において外出なんて考えられないという人も多いでしょう。

スマホが日常のあらゆる場面に侵食し、**いつでもどこでも使える状況は、利用時間が伸びる元凶でもあり、目を守る観点からは、感覚が麻痺している**といっても過言ではない状態です。

スマホアイ化のスイッチが入る状況を少しでも減らすために、TPOをわきまえるのも効果的です。スマホを使える時間帯や場所、場面もルールで決めておくのです。

子どもにスマホを持たせた場合は特に、使う場所が問題となってきます。時間帯を区切ったとしても、どこでも使えるとなると、過剰な利用や依存につながりかねません。学校への持ち込みが禁止されていないような場合も、できることならば、外での利用は緊急時の連絡や音楽を聞くためなどに限るといった約束をしておきたいところです。

お子さんは嫌がるかもしれませんが、自宅でも、**リビングのような親の目が届く範囲でだけ使えるようにするのもいいでしょう。**自分の部屋にこもりっきりでスマホを使うとなれば、制限時間は守ったとしても、20分に一度の休憩はおろそかになりそうですし、姿勢がだらけやすい問題もあります。

スマホを使う場所＝リビングやダイニングという認識を親子で共有できるようになると安心ですね。

ひと昔前は勉強場所というと子ども部屋がイメージされましたが、近年はいわゆる「リビング学習」がかなり浸透し、リビングやダイニングで勉強している子が7～8割を占めているようです。

前人未到の偉業を成し遂げた将棋の藤井聡太九段も、中学生棋士としてプロデビューしたころにリビングで勉強や将棋の研究をしていることが話題になりました。

リビング学習は、親に見られていることがプラスに働くともいいます。スマホもリビングで使うものというルールを定めておけば、親にとっては安心感も高まりますし、子どもにとっても、いろいろな面で間違った使い方を防げる効果もあります。

ルールを守ってもらう3つのテクニック

スマホを扱ううえで守っていただきたい基本的なルールは、これまで紹介した通りですから、これをもとに各ご家庭でアレンジしてください。

ルールを決め、運用していくにあたっては、お子さんを蚊帳の外に置かずにやる気を引き出す一方で、親側がうまく管理し、ときには制御することも必要です。

そのためには、知っておくと大変便利な秘訣がいくつかあります。みなさんもぜひ参考にしてください。

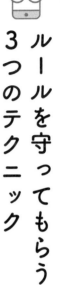

タイムリーな提案で自分事にさせる

人が何かを決めたり行動したりするときに、「タイムリーである」ことはとても重要です。

たとえば保険への加入や保険の見直しを、あなたならどんなタイミングで考えるでしょうか。多くの人は、社会に出たときや、結婚したとき、子どもが生まれたときだと思います。なぜなら、自分の状況や家族構成が変化して、お金のことや将来のことを決めやすいときだからです。要するにタイムリーなのです。

すごく当たり前のことを言っているように思うかもしれませんが、これはビジネスや社会活動など、人の行動を促す場面で実際に応用されている考え方です。

経済学と心理学を融合させた行動経済学に、人が自発的によい選択をできるようそっ

と後押しする「ナッジ理論」というものがあります。 ここで重要視されている要素の一つが、タイムリーな時期を選ぶことなのです。

もちろん、スマホアイの予防にも応用できます。**スマホの使い方について子どもとルールを決めるときには、タイミングを意識**してみてください。

たとえばお子さんの誕生日。成長を実感しやすいですし、ルールを一緒に作ることは一定の責任をゆだねる面もありますから、子どもにとっても喜びになります。進級や学期の始まりに合わせるのもいいでしょう。

初めて眼科に行った、メガネを作ったという日もおすすめです。 お子さんのなかで「変わらなきゃ目が悪くなってしまう」という気持ちが高まっているでしょうから、ルールについて考えるいい機会になります。

また、スマホを持ちたい、親のスマホで遊びたいといった要望が高まってきたところで、親側から話し合いを切り出すのもいいでしょう。「使ってもいいけどほどほど

ルールを決めるタイミング

タイムリーな時期を選ぶ

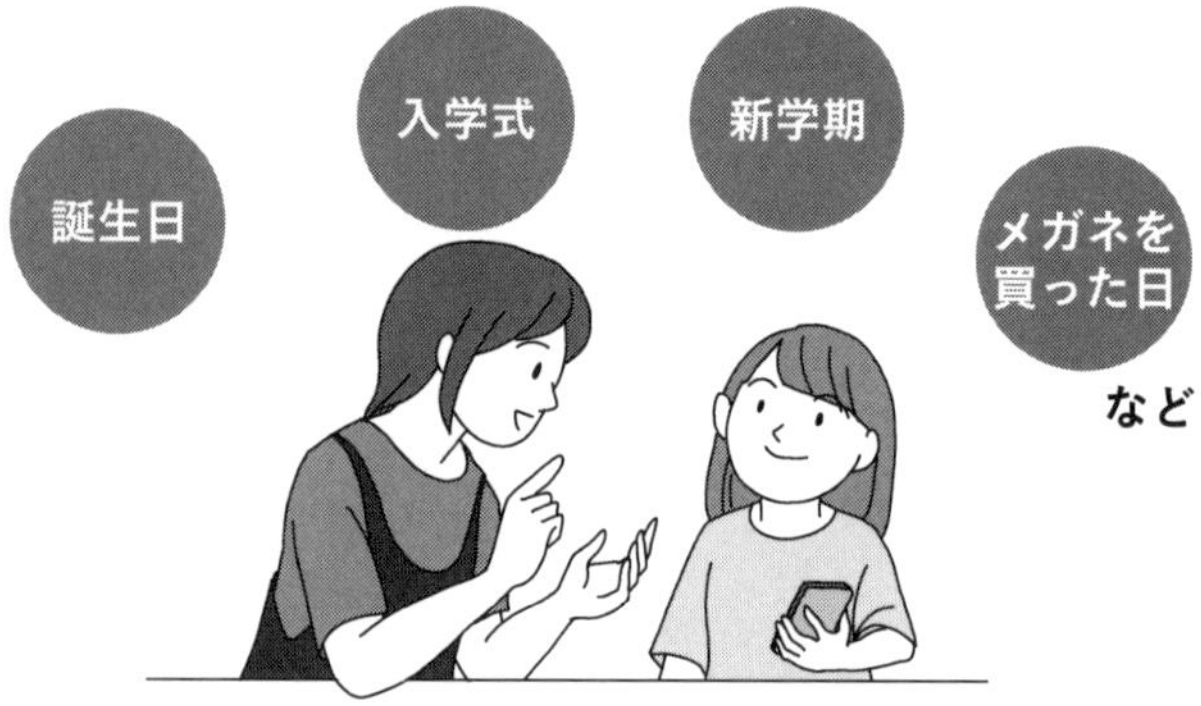

ルールを受け入れやすくなる

にね」とルールを作ることで釘を刺す効果があります。

いずれの例にも共通するのは、お子さんがルールを受け入れやすくなっているタイミングだということです。

家庭内ルールを作るときは、必ずお子さんと一緒に話し合い、その意見も聞いたうえでルールを決定しましょう。

肝心なのは、お子さんに守ってもらうことです。「これがルールだからね。絶対に守りなさい」と押しつけるようなやり方だと、お子さんも受け身になりますし、ルールを守ろうという責任感やモチベーションが芽生えません。特に避けたいのは、お子さんの使いすぎを注意して怒り任せに話し合いに持ち込むといったルールの決め方です。怒られてシュンとしているところにルールの決定を迫ると、ほとんど強制になってしまいます。

反対に「ルールはあなたの好きにしなさい」といった放任主義でも、タガが外れるのは時間の問題です。

ルール作りの段階から親子で一緒に考え、運用もチームとして取り組むことが大事です。実行していくなかで、お子さんの成長や生活スタイルの変化などによって、ちょっとこれは合わないなという点やルールの不備も出てくるでしょうから、定期的に見直して、改善を図りましょう。

ちなみに、内閣府の青少年のインターネット利用環境実態調査に、少し興味深い調査結果がありました。インターネット利用で家庭内ルールが決まっていると答えた高校生の保護者が63％だったのに対し、高校生側で家庭内ルールがあると答えたのは47・1％にとどまったのです。

こうした認識の差が起こらないよう、話し合いの場ではしっかりとお互いの考えを示しておきたいところです。

条件をスルッと飲んでもらう数字のマジック（アンカリング）

質問です。次のうち、どちらが魅力的に感じますか？

- 定価4万9800円のソファ
- 定価10万円で4万9800円に値下げされたソファ

値段は同じでも後者のほうが格段に魅力的ですよね。もともと10万円の値打ちのものがほぼ半額で買えるのですから、お得感があって当然です。でも実際に支払う金額は同じですし、あなたにとってどちらが価値あるソファなのかは値段とは別問題です。それでも「10万円が4万9800円」という表示だけで、心はグラッときてしまうのです。

これは心理学や行動経済学の理論の一つ、**アンカリング**というものです。**定価の10万円がアンカー（錨）となって、人はそのアンカーを基準に物事を判断してしまいます。** 2万円のコース料理を提示された後に、1万5000円のコース料理があると「これならいいかな」と感じやすいのもアンカリングの効果です。アンカリングはビジネスの営業でもよく使われます。

これを、スマホ使用のルールを決めるときにも応用してみましょう。

たとえば、スマホの使用時間制限を決めるとき。

お子さんの目のことを考えれば、時間は平日1時間、休日2時間を上限としたいところです。近視をはじめスマホアイで起こる諸症状を防ぐために、18歳になるまでは守ってほしいラインですが、子どもに「嫌だ！　もっと使いたい」と抵抗されることもあるでしょう。

この場合、まず時間を押しつけるのではなく、最終的な決定権をお子さんに委ねましょう。そしてアンカリングをうまく使います。

いきなり上限である1時間を提示するのは、得策ではありません。**1時間がスタートラインになると、それが基準になってしまいますから、まずは強気に、短い時間を提示しましょう**。平日30分、休日50分といった具合です。

少々物足りない時間にも思えますが、お子さんが「それでいいよ」といえば、万々歳。それをルールにしましょう。

しかし平日30分では「短いよ！」とクレームがつくことも容易に想像できます。そ

制限時間の決め方

アンカリングを使う

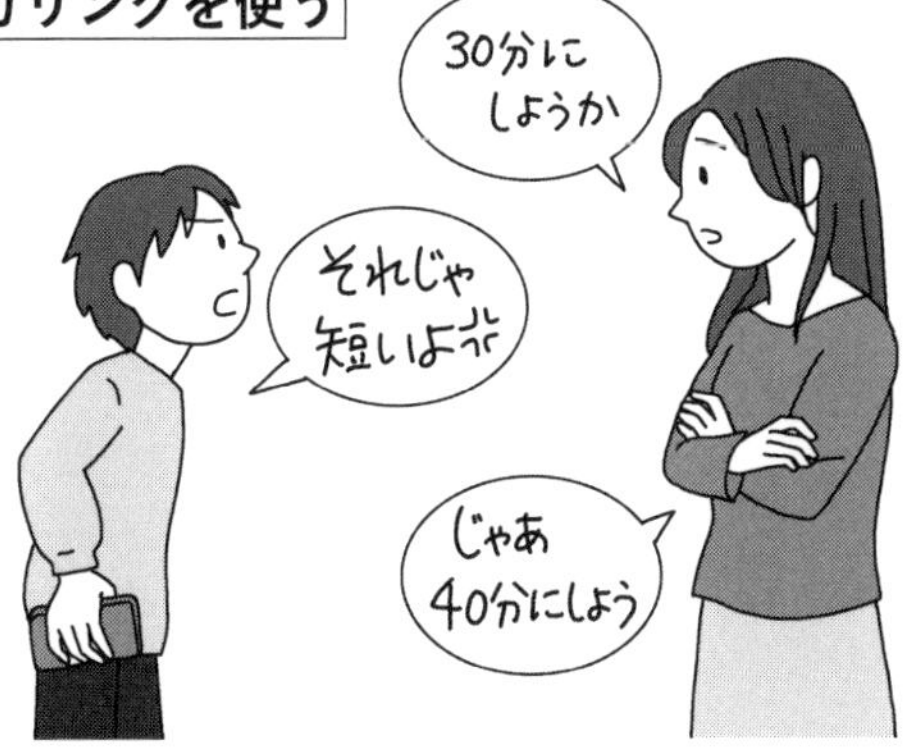
30分にしようか
それじゃ短いよ～
じゃあ40分にしよう

譲歩することで得した気分にさせる

こで初めて「じゃあ、40分でどうかな」といった具合に譲歩します。30分が40分に増えたわけですから、最初から40分を提示された場合より、子どもは得をした気持ちになっています。

「そうだね。1時間までにしよう！」とまで言えば、相当にお得な条件を引き出した気分になるでしょう。

制限時間は一度決めて終わりにせず、お子さんの成長や要望に応じて変更するといいでしょう。 スマホを使う目的は細分化しています。

青少年のインターネット利用環境実態調査の結果によると、年齢が上がるほど自分専用スマホの所持率が上がることもあってか、高校生になるとインターネットの利用目的は、ゲームや動画に加え、勉強や音楽、メッセージ交換といった項目の数字も高くなっています。

お子さんから「勉強のために延長して」と言われれば（本当かどうかは謎とはいえ）、親としては少しぐらいは許したくなるでしょうし、音楽のような目の負担にならないケースもあります。制限時間は弾力的に運用したり、アプリごとに制限を設けたりといったアレンジもいいでしょう。

また、**ルールを変更する際は、無条件で受け入れるのではなく、なぜ時間を伸ばしたいのかなど、理由をプレゼンしてもらうのもおすすめです。**ファイナンシャルプランナーの方から聞いた話ですが、お小遣い額のアップをプレゼン制にすると、子どもがお金を大切に使うそうです。自分が交渉の末に勝ち取った時間であれば、ルールを守ろうという責任感もそれだけ育ちます。

もしかすると、お子さんがアンカリングを駆使するようなプレゼン上手に成長するかもしれませんが、基本となる上限は平日1時間、休日2時間で変わりません。このことは、極力守ってください。そのうえで、お子さんがふだんからルールを守っていれば、たまにご褒美として制限時間をゆるめてあげるのも効果的です。

やる気を引き出す言い換えテクニック（フレーミング）

お子さんとの話し合いでは、伝え方にもコツがあります。

コップの水理論をご存知でしょうか。**水が半分入っているコップを見て「まだ半分ある」と前向きに受け取る人もいれば、「もう半分しか残ってない」と悲観的に感じる人もいます。**チャンスをつかめるのは前者だという考え方なのですが、これは伝え

前向きにルールを守らせる

フレーミングを使う

✕「1時間しかダメ」 ➡ ○「1時間までならOK」

✕「リビング以外はダメ」 ➡ ○「リビングならOK」

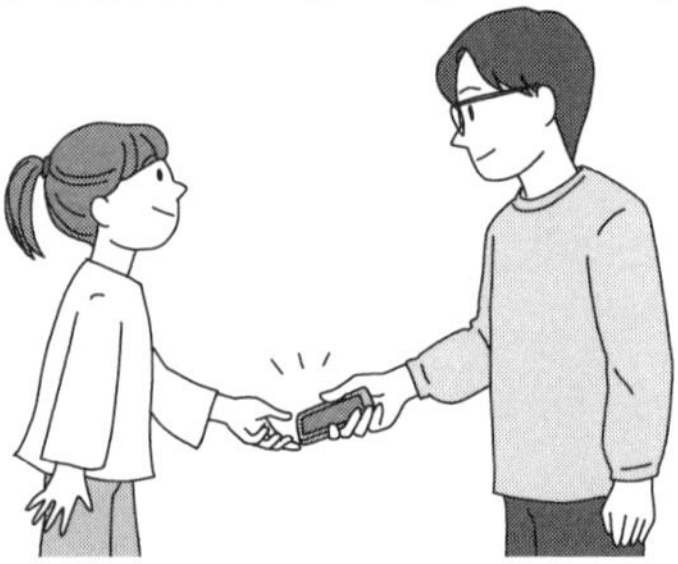

伝え方をポジティブにしてみる

方にもいえることです。同じコップ半分の水でも「半分もあるよ」と「半分しかないよ」では受け取る印象が変わりますよね。

　スマホに置き換えれば、こうなります。

「1時間しかダメだよ」

↓「1時間までならOKだよ」

「リビング以外では使っちゃダメ」

↓「リビングなら使っていいよ」

あなたなら、どちらがルールを守ろうという気持ちになるでしょうか。私なら、後者を選びます。おそらく、多くのみなさんもそうでしょう。

これは行動経済学のフレーミングと呼ばれる手法でもあり、伝え方の枠組み（フレーム）を変えるだけで相手に与える印象を変化させるものです。些細なことに思うかもしれませんが、意識しないと意外と「あれもダメ、これもダメ」と抑圧するほうに向かってしまいがちです。その積み重ねが相手にネガティブな気持ちを抱かせるので、こうした些細なことが実は大事なのです。

フレーミングの活用法はまだあります。**同じ言葉でも、誰が言ったかで説得力が変わる**のです。単に「目を大切にしなさい」というよりも「プロ野球の○○選手が、目が大切だと言ってたね」と伝えるほうが、やってみようという気持ちを後押しします。

スマホアイ防止であれば「20分に1回は休憩するといいよ」という言葉に「眼医者さんがそう言っていたよ」と付け加えるだけで、言葉の受け取られ方は変えられます。「目を離すといいよ」「暗くなってきたから照明をつけようか」などこの本に書かれていることに「眼医者さんが言っていたよ」とひと言加えて、お子さんを脱スマホへと導いてください。

何かのお願いをする際は、ネガティブにならず、ポジティブに徹することも大事です。お子さんがルールを破ったからといって否定から入ると、せっかくのやる気をへし折ってしまいかねません。まずは褒めることで、注意や要望は相手にも受け入れてもらいやすくなります。これは、私も病院で患者さん相手に日々実践していることです。たとえば、目薬をさすのをうっかり忘れる患者さんは少なくありませんが「今日は視力も良好ですし、眼圧も良好ですね。ただ、目がちょっと乾燥気味で傷が入っているので、目薬をしっかりさしましょうね」といった感じで、まずは患者さんのよい点についてお話しするようにしています。

来院されるということは、少しでも目をよくしたいという気持ちを持っているということです。もし、そこで厳しい言葉をかけられると、ますます嫌になってしまいますよね。患者さんが諦めてしまうと、どうにもなりません。これは、あなたのお子さんも同じです。**「目が悪くなる」ではなく「目によい」「目がよくなる」といった言葉を軸にして、伝える言葉を考えるようにしましょう。**「そんなに使ってたら目が悪くなるよ」と注意したい場合も「一旦休んだら、目はもうちょっとがんばれるよ」と言い換えるだけで受け取られ方は随分変わります。

ルール違反などの行動を諭したいときも、ただの指摘で終わらずに「月曜日から木曜日まではよくがんばったね。あとは金曜日だね」「今日はしっかり休憩の時間を取っていたね。次は姿勢も守れたら完璧だね」といった具合に、褒められる点をどんどん褒めてあげましょう。

子どもに限らず、大人だって失敗はつきものです。くれぐれも、モチベーションを損なわないように見守ってあげましょう。

ルールを貼り出し ポイントカードを作る

モチベーションを上げながらスマホアイを防ぐ

これまでにさまざまな脱スマホのためのルールや生活習慣を紹介してきました。ルールも生活習慣への取り組みも、長く続いてこそ意味を持ちます。

お子さんが「親に怒られるから」とか「やりなさいって言われたから」といった後ろ向きな理由で取り組んでいると、長続きは期待できません。

勉強やスポーツもそうですが、いくら親がいれこんだところで、本人にやる気がなくてはどうにもなりませんよね。そこで、お子さんに少しでもコミットしてもらうには、魅力的な要素を付け加えるのもいい方法です。

たとえば、**小学校ぐらいまでは、目にいいことをするたびに、ポイントを獲得できるような仕組みを用意することをおすすめします。**これだけで、ルールを守ろうというモチベーションは俄然高まるはずです。

ポイントは約束をどれだけ守れたかで決めるといいでしょう。1個守れたら1ポイント、10個守れたら10ポイントといった感じです。

そのためにはポイントの対象となる項目の設定も大切になってきます。

20・20・20ルールなどの基本的なルール以外にも、食事や睡眠といった目にやさしい習慣もピックアップすれば、対象は一気に広げられます。

これらの項目は、極力シンプルで簡潔なものにすることも大切です。

「時間を守った」「姿勢を守った」「緑黄色野菜を食べた」「21時までに寝た」「外で遊

んだ」といったもので十分です。

ハードルが高いと取り組もうとしませんから、できるだけ日常的に取り組めるわかりやすいものを打ち出しましょう。

ペアレンタルコントロールでは、1日にどれぐらい画面を見たかといった利用状況が記録されますから、利用時間などの項目をポイントの要素に落とし込んで、定期的にチェックするのもいいですね。

ポイントがたくさん貯まれば、それだけでもうれしいものですが、月の目標値を決めてそれをクリアしたら、お小遣いアップのようなご褒美をあげるのも効果的です。**ご褒美はサプライズ感が強いほうが効力が高くなる**ともいわれていますから、隠れ評価ポイントを設定しておいたりポイントの貯まり具合を参考にしたりしながら、上手にやる気を引き出しましょう。

ところで、小学校の教室にはクラスの目標が貼り出されますよね。

また、公衆トイレには「手を洗いましょう」といった貼り紙もよく見かけます。目につくところにシンプルなメッセージがあると、そっと行動を後押しします。カレンダーや学校の時間割の横などに、脱スマホアイのためにやってほしい項目を羅列して貼り出してもいいでしょう。

待ち受け画面にメッセージを打ち出すのも手ですね。

時間や姿勢などのルールについて、初めのうちはお子さんは「制限されている」と感じるかもしれません。ポイントカードなどで他の項目と一緒に積極的に取り組むようになれば、自分の目を守るために大切なポジティブな要素へと受け取り方も変わってくるでしょう。

目にいいことポイントカード

守れたルールの数を書き込んでいこう！

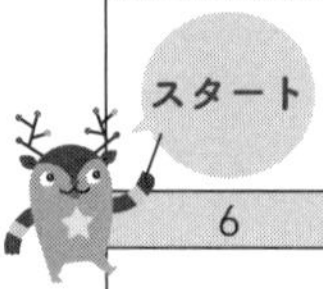
スタート

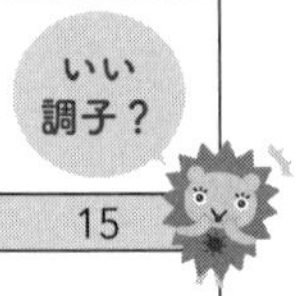
いい
調子？

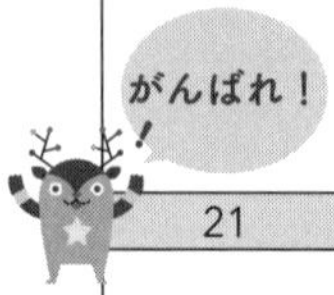
がんばれ！！

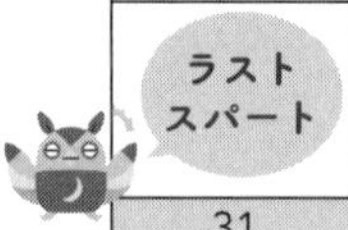
ラスト
スパート

1	2	3	4	5
6	7	8	9	10
11	12	13	14	15
16	17	18	19	20
21	22	23	24	25
26	27	28	29	30
31	今月のスコア			
				点

さあ、
何点？

スマホアイを予防する眼筋ストレッチ

モチベーションを上げながらスマホアイを防ぐ

お子さんが目を大事にするようになるには、同居している家族の協力が欠かせません。積極的に行動してもらえるよう、盛り立てていきましょう。くれぐれも、反面教師にならないように気をつけてください。

たとえば、**お子さんの通学路で横断歩道や信号の交通ルールを守らない大人の方がいると、ゲンナリしますよね。**下手をすると、お子さんが真似するようになってしまいます。

家庭のなかも一緒です。大人が際限なくスマホを使っている環境で育てば、お子さんもスマホに興味を示しますし、自然とスクリーンタイムも伸びてしまいます。実際に、**親のスマホ利用時間が長いと、子どもの利用時間も長くなる**という調査結果もあるようです。使い方にしても「寝転がってスマホはいけないよ」と注意すると「お父さんだってやってるでしょ」と言われることがありませんか。

親ができていなければ、子どもが口答えしたくなるのも仕方がありません。親がやっていれば自分もやりたくなるものです。

これは**同調性バイアス**というもので、先に挙げたのはマイナスに働いている例ですが、うまく活かせば、脱スマホアイに大いに役立ちます。周りがみんな交通ルールを守っていれば、違反しようという気も起こりませんし、**親がスマホをいい姿勢で見ていれば、自分もそうしなきゃと思うもの**です。

この同調性バイアスをプラスに活用して、ぜひ取り組んでいただきたいのがスマホアイ予防のための目の運動です。ポイントカードの話でも触れましたが、日々の生活のなかで、目のためにプラスとなる行動はいくつもあります。この目の運動もその一つです。

夜の食卓を囲んだ後など、ご家族全員が揃ったタイミングで行うようにすれば、簡単に習慣の一つとして組み込めます。家族間のコミュニケーションを増やすきっかけにもなりますし、それこそゲームを楽しむような感覚で取り入れてみてはいかがでしょうか。

もちろん、大人の目にもプラスになります。子どものころにスマホアイ化するとのちのち大変ですが、大人だからといってスマホアイから自由になるとは限りません。一日中スマホを見ていれば、近視は進行します。お子さんの目も、それを見守るご自分の目も、毎日労ってあげましょう。

目を癒し、脳を鍛えるマジカルフレーズ

まずは、**マジカルフレーズ**という私が考案した目の運動を紹介します。**疲れた目が癒されると同時に、脳のトレーニングにもなる一石二鳥の優れもの**です。

文章を読むとき、縦書きであれば上から下、横書きであれば左から右へと目を動かしますよね。マジカルフレーズでは、下から上、右上から右下といった具合にふだんとはちょっと違った読み方をしてもらいます。文章を後ろから読むこともあります。

ところでみなさんは、ヨガをやったことがあるでしょうか。インドで古くから伝わる呼吸法ですが、ヨガでは、日常生活ではとらないポーズをとりますよね。マジカルフレーズも、目のヨガのようなものだと考えてください。**いつもと違う動きを取り入れることで、凝り固まっていた目の筋肉がほぐされ、動きも血行もよくなります。**筋力の低下で瞼が下がって目が見えづらくなる眼瞼下垂《がんけんかすい》の予防にもなります。

マジカルフレーズを実践するにあたっては、頭は動かさず、眼球だけを動かすことが大切です。**40センチから60センチほど距離をとって行いましょう。**そのうえで、目をゆっくり動かして文字を追っていきます。1文字ずつ、できれば声に出しながら、丁寧に読み込んでください。焦らず時間をかけて読むことで、リラックス効果が高まり、凝りもほぐれやすくなります。**副交感神経が優位になるため、自律神経のバランスが整うことで涙の量が増え、ドライアイ対策にも有効**です。

こうして目のコンディションが改善される一方、脳は逆さ読みや斜め読みで入ってくる情報を整理する必要があります。ふだんと勝手が違ってスムーズには読めませんが、それが視覚野へのいい刺激になります。認知機能が高められ、目からの情報を伝えるシナプスも強化されます。目にも脳にもバッチリな運動なんです。

副交感神経を高める効果がありますから、眠りにつく1時間ほど前がマジカルフレーズに最も適した時間帯です。ご家族で一緒に取り組んでみてください。

他人が笑おうが笑うまいが、自分の歌を歌えばいいんだよ

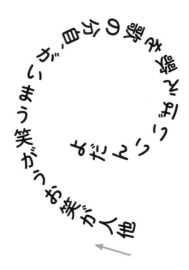

岡本太郎

1911-1996年。芸術家。代表作は『明日の神話』『太陽の塔』など。

全文　他人が笑おうが笑うまいが、自分の歌を歌えばいいんだよ

※マジカルフレーズは松岡俊行著『眼科医が考案　1日1分読むだけで目がよくなるマジカルフレーズ』（アスコム）から引用

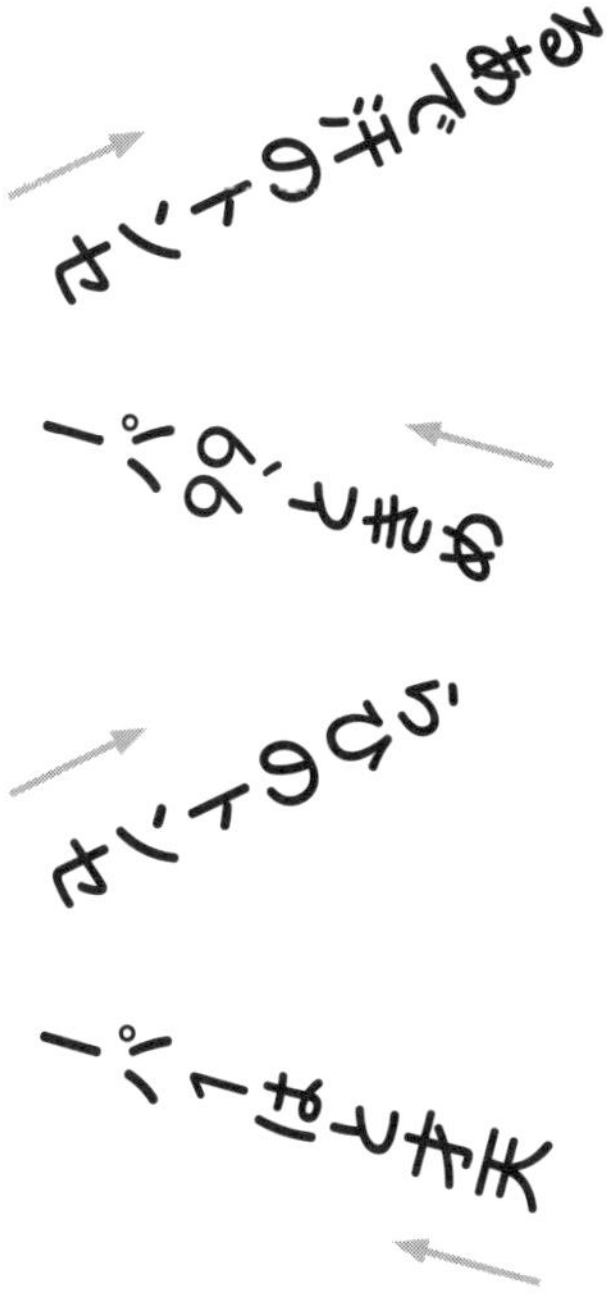

トーマス・エジソン

1847-1931年。アメリカの発明家。現ゼネラル・エレクトリック（GE）創始者。蓄音器など生涯に約1300の発明を行った。

全文　天才とは1パーセントのひらめきと、99パーセントの汗である

※マジカルフレーズは松岡俊行著『眼科医が考案　1日1分読むだけで目がよくなるマジカルフレーズ』（アスコム）から引用

遠近トレーニングはクイズ方式で楽しく

ピントを合わせる際に働く毛様体筋などの内転筋をストレッチする方法として、よく知られたものに遠近トレーニングがあります。

オーソドックスなやり方は、まず腕を前にまっすぐ伸ばして親指を立てます。親指の爪を1秒間見つめたら、今度は、視線を遠くへ移します。3メートルから5メートル程度離れた場所にあるものをターゲットに定め、1秒間凝視します。これを何セットか繰り返し、近くと遠くを交互に見ればそれで完了です。手軽なのでスマホ利用の合間に行うのもおすすめです。

このやり方でも十分なのですが、2人1組で行えるように少しアレンジしたバージョンも紹介しましょう。クイズ形式ですので、家族で楽しみながら実践できます。

遠近トレーニング①

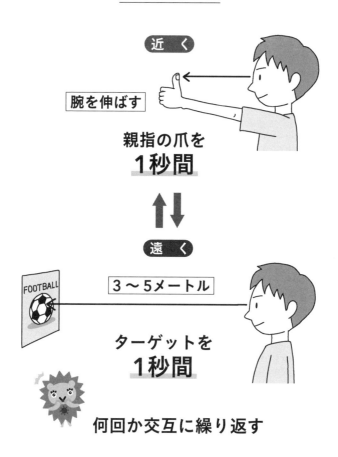

近く
腕を伸ばす
親指の爪を
1秒間
遠く
FOOTBALL
3～5メートル
ターゲットを
1秒間
何回か交互に繰り返す

まずは正方形の紙を用意してください。そこに、視力検査でおなじみのランドルト環を書き込みます。この紙をお子さんに見せて、上下左右、環のどこが開いているか答えてもらうのです。

ポイントは、**1メートル、2メートル、5メートル……といった具合に近くから遠くへ、少しずつ距離を離しながら出題すること**。これにより、ストレッチ効果が得られます。クイズをより盛り上げるために、ランドルト環の大きさを何種類か用意してもいいでしょう。

遠近トレーニング②

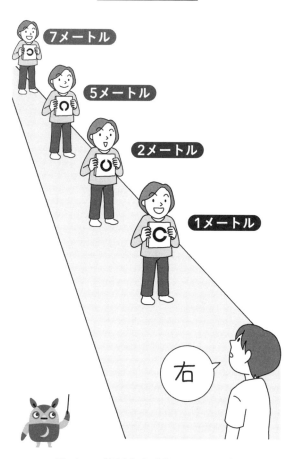

徐々に距離を離していく

間違い探しで視力脳力UP!

小さなお子さんからお年寄りまで、年齢を問わず夢中になれるコンテンツ。小さなお子さん向けの絵本もいろいろなものが出ていますし、高齢者の施設でも脳トレに導入されています。食事を待つ間に楽しめるファミリーレストランもありますね。

間違い探しの難易度はさまざまですが、簡単なものでも、2つの絵の間でどこが異なるのかをじっくりと見比べなければいけません。対象をぼーっと眺めるのではなく、**しっかりピントを合わせて頭で認識する必要がありますから、視覚野をはじめ、脳が鍛えられます。**空間を認知する能力も高められるので、スポーツなどにもいい効果が期待できます。

間違い探しはゲーム性が高く、飽きずに取り組めるのもいい点です。

ただ、注意してほしい点もあります。一つは目とイラストとの距離。くれぐれも、

熱中するあまり近づけすぎないようにしてください。それから、アプリもありますが、ハマってしまうと長時間利用につながりますし、目の負担にもなります。目的から外れてしまいますので、**できれば紙のものを活用してください。**

市販のものを使っていただいてもよいですが、本書オリジナルの間違い探しも用意しているので、QRコードからアクセスしていただき、ご家庭で出力して楽しんでみてください。

オリジナル間違い探しはこちらから

たった5秒のツボ押しで目の疲れを軽減

手間をかけずに行えるツボ押しも、日常的な目のメンテナンスに最適です。ツボを刺激すると血行が促進されるとともに、筋肉の凝りがほぐれ、交感神経も整います。

中国に古来から伝わるツボは、経穴とも呼ばれ、気の通り道とされる経絡の上に点在しています。WHO（世界保健機関）からも医学的な有効性が認められており、その数はWHOに認定されたものだけで361にものぼります。

ここでは、目にいいツボをいくつか紹介しましょう。目の周辺であれば、眉頭のやや下に位置する**攢竹**《さんちく》やこめかみあたりにある**太陽**、目の真下にある**承泣**《しょうきゅう》があります。これらは、**ドライアイやかすみ目、目の痛み**を和らげます。左右一緒に、中指や親指のお腹を使って5秒ほどやさしく押してみてください。

目にいいツボ①

①のツボ……ドライアイ、かすみ目、目の痛み
②のツボ……眼精疲労、目の凝り

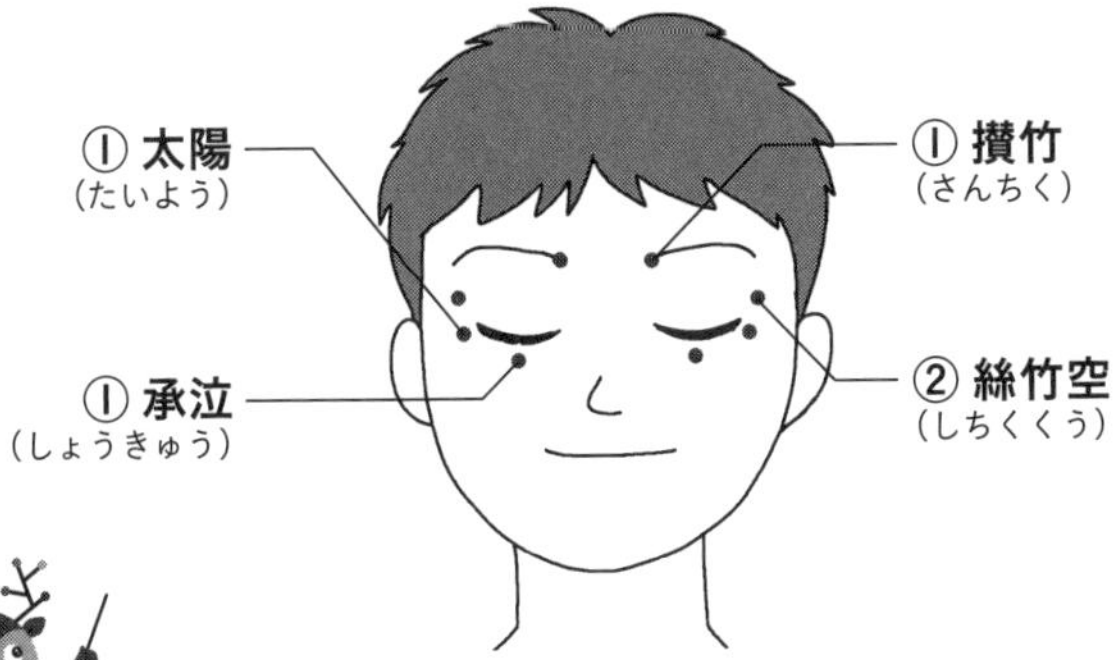

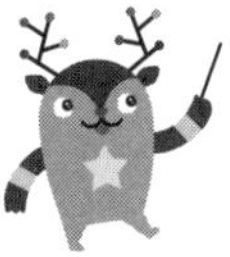

左右同じ場所にあるツボを5秒ほどマッサージ！

眉尻にある**絲竹空**《しちくくう》は**眼精疲労や目の凝り**に効果があります。このツボも左右同時に中指のお腹で5秒ほど、ゆっくりマッサージしてください。

これらは眼球近くのツボですから、強く押すのは避けましょう。また、眼球自体をマッサージすると傷つけてしまう恐れもありますから、絶対にやめてください。

目にいいツボとしては、後頭部や首、肩の周りにある**風池**《ふうち》や**天柱**《てんちゅう》、**肩井**《けんせい》といったツボも挙げられます。親指や中指の腹で押し込み、ほぐしてあげま

目にいいツボ②

目の疲れや肩こりに効くツボ

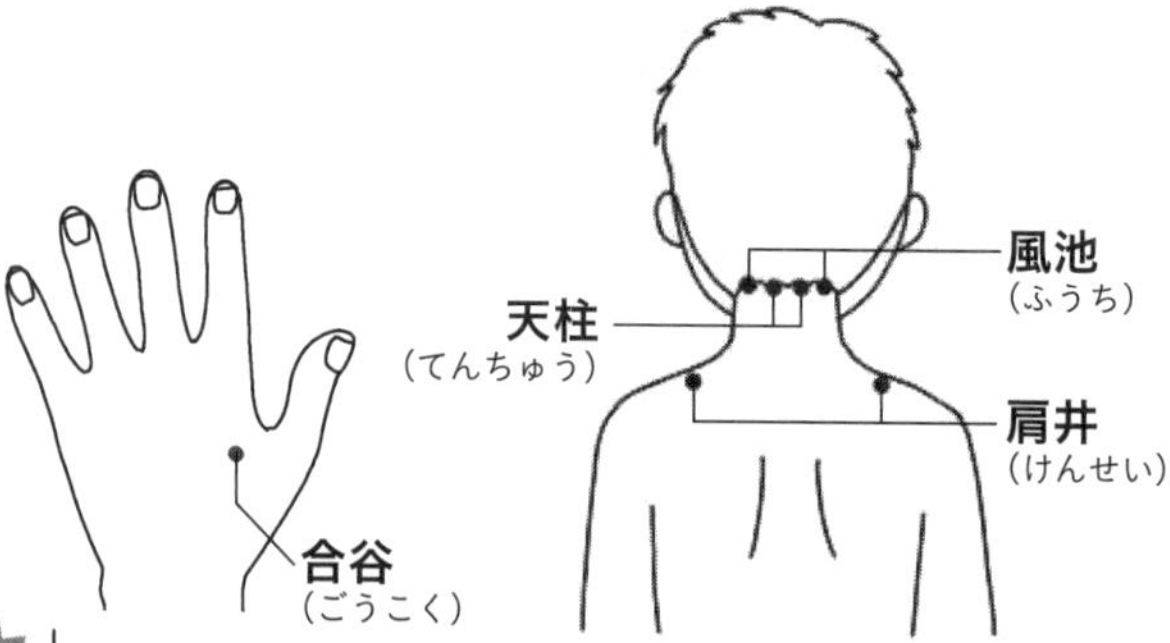

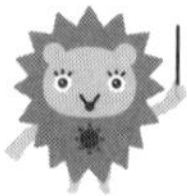

左右同じ場所にあるツボを5秒ほどマッサージ！

しょう。

これらは**目**や**肩の凝り**にも効果があるツボです。目に問題があると、姿勢が崩れて肩にも疲れが溜まっていますから、こうしたツボは便利ですね。

目の疲れや肩こりに効くツボは、人差し指と親指の間にもあります。合谷《ごうこく》というツボで、手軽に押せるのでスマホ利用の合間にもおすすめです。反対の手の親指と人差し指で挟んで軽く刺激してください。

第5章

「スマホアイ」は改善できる！

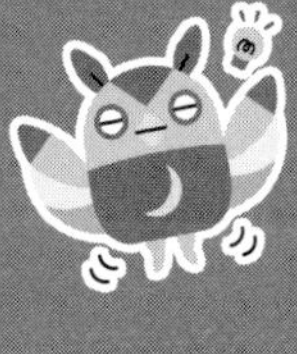

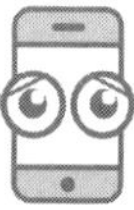

目にいい習慣①

潤い補給で赤ん坊のようなきれいな目に

肌がガサつく乾燥した空気は目にも大敵！

目がきれいな人といえば、赤ちゃんや小さな子どもと答える人は多いのではないでしょうか。

赤ちゃんの目は白目が真っ白で、清潔感があります。また、白目がきれいだと、黒目が引き立ち、目全体がきれいな人という印象を与えます。肌がきれいな女性は、メイクが映えてきれいに見えませんか？　この**目やお肌をきれいに保つためにいちばん大切なのは、潤いです**。

乾燥は、肌にとって非常にダメージとなりやすく肌トラブルの原因にも挙げられています。その時期によって、乾燥のしやすさは異なっているのでそれぞれで対策をしなければなりません。目も同様です。

特に冬場は乾燥の季節。空間の温度によっても左右されます。一般的に気温が10℃のときに湿度が50％となっていた場合、室温を20℃に温めたとすると湿度はその半分の25％になってしまいます。

冬場に寒いからと室内で暖房をつけると、より乾燥した空間となってしまうことにつながるのです。そのため、乾燥対策として意図的に加湿器を置いたり、濡れたタオルなどを干して湿度を上げる必要があります。

では、夏は安心かというとそうでもありません。

実は、夏のほうがエアコンによる部屋の乾燥に加え、「冷え」を原因とした代謝の低下により肌の乾燥が生じやすくなるともいわれています。夏場は冬場の1・5倍、保湿成分である皮脂量が分泌されますが、「冷え」による代謝の減少で、より肌の乾燥が生じやすくなります。

お肌が潤いを失うとガサガサになるように、目の表面も潤いを保たないとドライアイになりやすく、痛みなどの症状も出てきます。

目の表面のケアで注意することは、基本的に皮膚と同じです。室内の快適な湿度は40％～60％。**40％を切るようなときは特に、加湿器などで部屋を快適に保ってください。**目に乾燥は大敵です。

目薬はタイミングを決めてさし忘れ防止

肌の保湿クリームに該当するのが、目薬（人工涙液）です。

クリニックにいらっしゃるみなさんから、よくいただくのは、どのぐらいの頻度で使えばいいのかわからないという声。**大人の場合は、3時間に1回がおすすめですが、お子さんは大人と比べてドライアイになりにくいため、そこまでは必要ありません**（これは皮膚とは違う点ですね）。朝の登校前と就寝前にさせば十分でしょう。

ただし、**スマホを利用した場合は子どもの目も乾燥しやすくなるため、追加のケアが必要です。できれば20分に一度の休憩の際に点眼しましょう。**

目薬はついつい忘れがちですから、わかりやすい点眼のタイミングを設定しておくと習慣化もスムーズです。眼科で処方された目薬や自ら購入した目薬が、数回使っただけでほったらかしに……といった無駄を防ぐためにも、潤い補給は習慣化したいものです。

また、**目薬の消費期限は、開封後は1ヶ月ほどです。**開封していない場合は、ラベルに使用期限の記載がありますので、ご確認ください。食べ物と同じで、開封後は品質が劣化しやすくなります。

目薬をさす際にまつ毛が瓶に触れたりすると、そこから菌が入って繁殖する恐れもあります。１ヶ月を目安に新しい目薬に変えるようにしてください。

保管場所は涼しく、日の当たらない場所が適しています。室温が上がる夏場は特に、冷蔵庫で保管すると遮光にもなりますので品質を保てます。

目にいい習慣②

お風呂にゆっくり入る

ぬるめのお風呂にゆっくり浸ると自律神経が整う

何かと乱れがちな自律神経のバランスを整えることは、目をはじめとした全身の体調にとって大きなプラスになります。

その絶好の機会となるのが、**疲れた体を癒すお風呂の時間**です。

熱めのお風呂とぬるめのお風呂、どっちがいいの？　と思う方もいらっしゃることでしょう。実は、お湯の温度によって自律神経の働きが変わります。

42℃以上の熱いお湯は、交感神経を興奮させて心身ともに活発になっていきます。逆に、**40℃以下のぬるめのお湯は副交感神経が働くことで、緊張がほぐれてリラックスした気分になります。**

お風呂に入ることは、ほとんどのご家庭で毎日の習慣となっているでしょうから、そこにプラスで自律神経のことを少し意識してみてください。そうするだけで、「毎日の習慣」を「目にいい習慣」へとグレードアップできます。

目にいい習慣としてお風呂に求める役割は、睡眠に向けて副交感神経を優位にして、体をお休みモードに導くことです。

そのために必要なのは、**38℃ぐらいのぬるめのお湯にゆっくり浸かる**こと。

たったこれだけでいいのです。

20分ほど湯船に浸かることでじんわりと体が温まるとともに、適度な水圧もかかって血行がよくなります。リラックス効果が高まり、副交感神経もしっかりと優位になります。

温罨法《おんあんぽう》とは、温熱刺激による血管の拡張や血流の増加、代謝の亢進などを促す看護ケアです。温罨法の特徴は、心地よい全身の温かさです。ドライアイの原因であるマイボーム腺のケアにもなります。

睡眠前の熱いお風呂は逆効果！

では、熱いお風呂はどうでしょうか。

湯船に浸かっても42℃のような熱々のお風呂だと、ゆっくり浸かることが難しくなるばかりか、交感神経が刺激されてしまいます。この場合、得られる効果はリラックスの真逆です。

就寝に向けての準備としては大きなマイナス。布団に入ってからスマホをガッツリ見るようなものです。

ただ、朝、眠気を覚ましたいときや、これからもうひと仕事がんばりたいというときには、熱めのお風呂に入ることでスッキリした気分になるでしょう。また、余裕のある方は、「交代浴」をしてみてもよいかもしれません。湯治で知られるように血行がよくなり、筋肉の疲れを早く取ることができます。

面倒だから、時間がないからとすぐに湯船から出たり、シャワーだけで済ませたりしてしまうのも避けたいところです。

せっかく適温のお風呂を用意しても、これでは効果が得られませんから、お子さんの入浴スタイルを少し気にかけておくといいでしょう。ふだんから長湯するタイプで、なかなか上がってこなくて困っているという方もいるかもしれませんが、極端に長くなければ健康にとってはプラスです。

熟睡できる入浴法

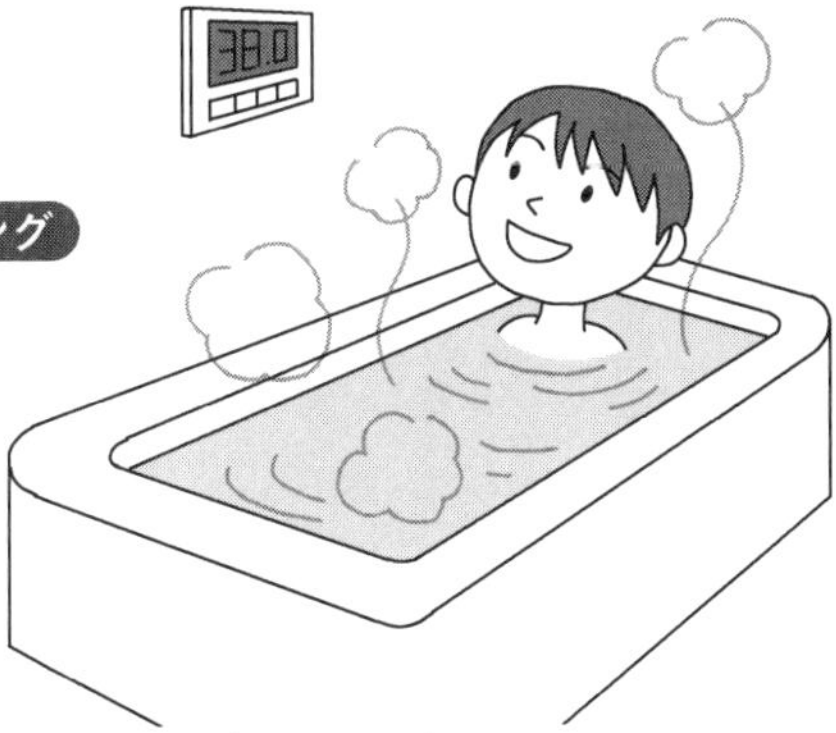

入浴時間
20分

入浴のタイミング
就寝前
1 ～ 2時間

適温
38℃

効果
就寝前に入浴で一旦上げた体温が
就寝時に下がることで質の高い眠りを促す

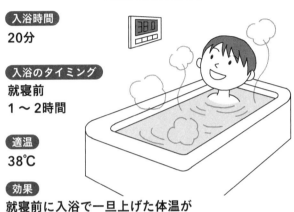

反対にカラスの行水状態ですぐに出てくる場合は、もうちょっと浸かるように促しましょう。

ちなみに、**お風呂に入る時間帯は、就寝の1~2時間ほど前がベスト**です。人の身体は、体温が下がることで眠気を感じるようにできています。**眠る2時間くらい前にお風呂に入ることで、一時的に体温が上がり、布団に入るころにちょうどよく体温が下がってくるので、寝つきがよくなるというわけです。**睡眠には体温も関係していて、入浴で一旦上がった体温が下がるときにぐっすりと眠りにつけます。質の高い睡眠に向けたステップとしても、入浴は大切です。

家庭ごとの事情もあって時間帯までカバーするのは難しいかもしれませんが、まずはゆとりのあるときにゆっくり浸かることから取り組んでみてください。血行がよくなりますし、湯気による潤い、温罨法の実践にもなりますから、ドライアイ対策も兼ねられますよ。

目にいい習慣③
睡眠時はホットアイマスクをつける

目を温めることで眼精疲労やドライアイを予防

眼精疲労を和らげるアイテムとして、就寝時などにつけるホットアイマスクがあります。じんわりと**温めることで血管が広がって血流がよくなり、働きすぎで凝っていた筋肉もほぐされます**。血液は全身に栄養素を届け、いらなくなったものを集めていますから、体のメンテナンスにもなります。

目を温めることで、眼精疲労のもとになるドライアイも予防できます。家事の話になりますが、ご飯の後の洗い物で、たまに厄介な油汚れに出くわすことがありませんか。そんなとき、冷たい水より温かいお湯を使ったほうが効率よく汚れを落とせますよね。これと似たような効果が、ホットアイマスクにも期待できるのです。

ホットアイマスクで目の油分のつまりを解消

涙は「ムチン層」「水層」「油層」の3層からなります。

ムチン層…目にいちばん近い層で涙が流れ落ちないように安定を保つ役割。
水層………中間の層にあたり、角膜や結膜に栄養分を送る役割。
油層………いちばん外側の層で水分の蒸発を防ぐ役割。

この3つの層は内側からムチン層、水槽、油層の順になっています。ムチン層は、涙腺から分泌される涙の層（液層）。大半はこの液層が占めています。ただ、大事なのは液層を薄く覆っている外側の油の層（油層）です。

油層が減ると内側の液層が守られずに蒸発しやすくなり、ドライアイも起こりやすくなってしまいます。このトラブルの原因となるのが、油によるマイボーム腺の詰まりです。これは**40℃ほどのマスクなどで温めることによって油が溶けるため、詰まりが改善され、目を守る油分が分泌されやすくなります。**油層を正常に保ちトラブルを防げるのです。

蒸しタオルは江戸時代から続く王道美容

ホットアイマスクはさまざまなタイプが市販されていますが、蒸しタオルでも代用できます。水に濡らしたタオルをラップで包み、電子レンジで30秒から1分ほど温めます。加熱したては熱くなっていますから、火傷に気をつけて40℃ぐらいまで冷ましてから、10分ほど目の上に置いてください。

熱いおしぼりを顔にのせると風呂上がりのように気分がすっきりします。この蒸しタオルは実は、江戸時代の古典落語『浮世床』にも登場する伝統的な習慣です。**身体にあてると血行がよくなり、目の疲れや肩・首のこり、筋肉痛などの症状を緩和させる**ことができます。

蒸しタオルは、肌触りが気持ちいいだけでなく、幸せホルモンの分泌を促す効果もあります。幸せホルモンとは、ストレスを和らげ多幸感をもたらす「オキシトシン」のことで、愛情ホルモンとも呼ばれます。アロマを加えるとさらに効果が増します。

なお、**お子さんが小さな場合は、ホットアイマスクなどの使用はおすすめできません。**熱くなりすぎた際にそのことを上手に伝えられない恐れがあり、目にとってプラスどころかマイナスになってしまいますので、小学生ぐらいになってから、使用を考えるといいでしょう。

なお、年齢に関係なく、**目が充血しているときは温めると逆効果です。**症状を悪化させてしまいますから、ホットアイマスク、蒸しタオルともに使用は避けましょう。

蒸しタオルの作り方、睡眠時以外の利用法や注意点

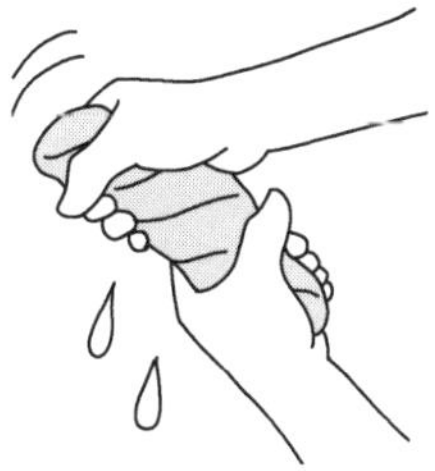

1
フェイスタオルを水で濡らし、
固めに絞りましょう。
普通のタオルの場合は入念に
絞ることが肝心です。

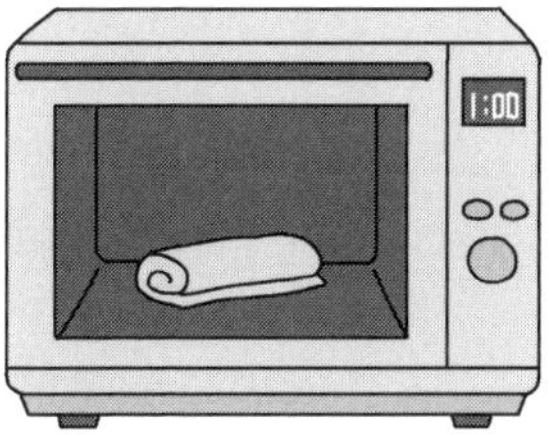

2
タオルを電子レンジ（600W）
で約1分間加熱します。

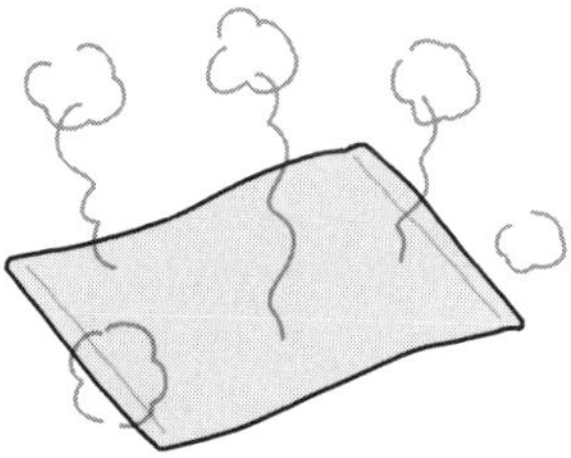

3
タオルを広げて冷まします。
取り出しには注意してください。
熱くなりすぎたときは2〜3回
広げる動作を繰り返すと
いいでしょう。

目にいい習慣④

睡眠時間はとにかくたっぷり

推奨睡眠時間は小学生で9～12時間

明日も早起きしなきゃいけないのに、仕事や育児、家事に追われるうちにあっという間に日付が変わっている……あなたは、そんな日々を送っていないでしょうか。日本人は海外の人たちと比べて、睡眠時間が短いといわれています。令和元年のある調査では、**成人の男女とも4割前後が6時間に満たなかったそうです。**個人差もあるとはいえ、これでは短いといわざるをえません。厚労省がとりまとめた「健康づくりのための睡眠ガイド2023」では、成人は6時間以上の睡眠が推奨されています。

では、子どもの場合はどうなのでしょうか。このガイドには子ども版もあり、**睡眠には心身の休養や脳と体の成長といった役割があるため、心身の健康のために睡眠時間の確保が重要だとしています。**

年齢別の推奨時間も示されていて、1〜2歳児が11〜14時間、3〜5歳児は10〜13時間です。昼寝がなくなる小学生は9〜12時間、中高生は8〜10時間となっています。

みなさんのご家庭は、どの程度実現できているでしょうか。

睡眠へのスイッチは起きてすぐに入れておく

全身の細胞は朝から1日活動していたことで、少なからず傷つき、疲れも溜まっています。その修復作業や新たな細胞づくりは寝ている間に行われるため、睡眠時間が不足するとリフレッシュできません。たとえば、不規則な生活を続けていたら肌荒れがひどくなったという経験がありませんか。

こうした点から、良質な眠りを妨害する夜のスマホは好ましくないわけですが、睡眠に向けた準備は、もっと早い時間から始めておく必要があります。

朝、お弁当を用意しなければいけないときは、前日に炊飯器をセットして予約しておく方が多いのではないでしょうか。寝るための準備もこれに似ています。半日前にスイッチを入れておくことが大事です。そのスイッチとは、具体的には**朝起きて、日の光を浴びる**こと。カーテンを開けて窓越しに浴びるだけでもかまいません。

さらに、**朝ごはんを摂ることで、夜に向けて体内時計が万全に調整されます**。眠りの質を高めるには、日中の有酸素運動も効果的です。体を動かすことで、寝つきがよくなることがわかっています。

学校がない夏休みや春休みは特に、睡眠のリズムが乱れがちですので、朝の過ごし方から、少し意識しておくといいでしょう。十分に睡眠をとれていれば、目の潤いもしっかり補給されて栄養が行き渡り、バッチリの状態で朝を迎えられます。

食卓のひと工夫でスマホアイを撃退

日々の食事で目にいい栄養素を体にプラス

朝、昼、晩、1日三度の食事は、体にとって必要な栄養を摂る大切な機会です。食物に含まれる栄養素などがそれぞれ体を動かすエネルギーや筋肉や血液などの材料になったり、体の調子を整えたりといった役割も果たすことで、私たちは毎日の暮らしを健康に送ることができます。また、栄養素のなかには、目の健康に欠かせないものや貢献してくれるものも少なくありませんから、スマホアイを防ぐためには、ふだんの食事も気をつける必要があります。

各栄養素の代表的な食材一覧

ビタミンA
ホウレンソウ、ニンジン、カボチャ、シュンギク、モロヘイヤ、大葉（青ジソ)、豚レバー、鶏レバー、ウナギ、バター、卵黄
ビタミンE
ウナギ、子持ちガレイ、イワシ、サバ、タラコ、イクラ、ナッツ類、豆類、キウイフルーツ、アボカド、ナス、タマネギ、ドライトマト、モロヘイヤ
ビタミンC
キャベツ、ブロッコリー、パプリカ、ナバナ、ピーマン、サツマイモ、ジャガイモ、ユズ、キウイフルーツ、イチゴ、レモン、ネーブル
オメガ3脂肪酸
サケ、サーモン、マグロ、イワシ、サバ、イクラ、菜種油、亜麻仁油、大豆油、クルミ
アスタキサンチン
サケ、マス、エビ、カニ、イクラ、タイ、桜エビ
亜　鉛
牡蠣、煮干し、ホタテ、タラコ、豚レバー、鶏レバー、牛肉、卵黄、ナッツ類
アントシアニン
ブルーベリー、クランベリー、ラズベリー、サクランボ、ブドウ、リンゴ、ナス、黒豆、紫イモ、赤ジソ

ビタミンAは野菜から摂るのがベスト

ビタミンAは、脂溶性ビタミンの一種で、レチノール、レチナール、レチノイン酸の総称です。水に溶けにくく油に溶けやすい性質を持ち、**目や皮膚の粘膜を健康に保ち、抵抗力を高める役割**があります。また、**暗いところでの視力を保つ働き**もあります。

目のために活躍する代表的なものが、抗酸化作用がある成分です。過剰になると体を攻撃し始める活性酸素を抑制し、劣化のもととなる酸化から体を守ってくれます。

なかでも、**ビタミンAは抗酸化物質であると同時に、網膜のセンサーを働かせるのにも必要**です。ビタミンAが不足すると、夜、目が見えづらくなる「鳥目」になります。現代では起こりにくい病気ですが、かつて栄養不足が深刻だった時代には珍しくありませんでした。鳥目とは、暗い所でものがよく見えなくなる「夜盲症」という病気の俗称です。一般的に鳥は、暗い場所での視力が低いことから、「鳥目」と呼ぶようになりました。

皮膚や粘膜によい効果をもたらすのもビタミンAのいい点です。目の場合は、表面の粘膜保護でも活躍しています。そのため、不足するとドライアイになる恐れもあります。

ビタミンAはレチノイドとも呼ばれ、レバーやウナギ、卵などの動物性食品に豊富です。ただ、脂に溶ける脂溶性という性質上、摂取が過剰になると体内に蓄積され、体に悪い効果が出始めるため、食べすぎは禁物です（もちろん、過剰に食べなければ心配はいりません）。

この点を踏まえると、**体内で必要な分だけレチノイドに変換されるカロテノイドを摂るのがベスト**です。カロテノイドはニンジンやホウレンソウ、カボチャといった緑黄色野菜に多く含まれています。油と一緒に摂ると吸収率が高まるのも脂溶性ビタミンの特徴です。レシピを考える際は参考にするといいでしょう。

抗酸化作用のある脂溶性ビタミンとしては、ビタミンEもあります。これは、体内の脂質の酸化を防ぎ、動脈硬化や血栓の予防、血圧の低下、LDL（悪玉）コレステロールの減少、細胞膜を健全に保つなどの働きがあります。

加齢によって発症しやすい疾患の予防に役立つことから、〝若返りのビタミン〟とも呼ばれます。このビタミンEはアーモンドなどのナッツ類やウナギ、モロヘイヤといった食品から摂取できます。

ビタミンCは調理法に気をつけて

ビタミンCは、1753年に英国海軍医師リンドによって発見されました。ビタミンC欠乏症は壊血病と呼ばれ、簡単に出血し、衰弱して死に至る病です。大航海時代に、船員たちの間で流行し200万人が亡くなったといわれています。

ビタミンCは

1 コラーゲンを作る（しわ、傷、毛細血管）
2 免疫力を高める（感染症・がんの予防）
3 ステロイドホルモンを作る（ストレスへの抵抗力を高める）
4 鉄の吸収を助ける（貧血予防）
5 酵素の働きを助ける（肝臓の解毒作用）
6 メラニンの生成抑制（しみ・しわの改善、紫外線による光老化の予防）
7 抗酸化作用（疲労回復やアンチエイジング効果）

を持つ物質です。

ビタミンAなどが脂溶性だったのに対して、こちらは水溶性です。水晶体をはじめとした目の組織を守るとともに、網膜を元気な状態に保ちます。不足すると、免疫が低下し、風邪などにかかりやすくなります。骨や血管が弱くなる恐れもあります。

ビタミンCは野菜全般から摂取できます。

特に豊富なのは、パプリカやピーマンのような夏野菜です。国民生活にとって重要な「指定野菜」へ格上げされることも話題になったブロッコリーからも、たっぷり摂取できます。また、果物ではオレンジ、レモンといった柑橘系やイチゴ、キウイフルーツなどに多く含まれています。フルーツはそのまま食べられる手軽さも魅力ですね。

水に溶けますから、その効果をあますことなく得たい場合は、調理法に注意が必要です。**茹でたり、煮たりする時間が長くなると、それだけ栄養分が流れ出てしまいます。**茹で汁を捨てるような献立は少々もったいないですね。スープのような汁まで飲み干すメニューであれば、溶け出た成分もあまさず食べられます。

また、ビタミンCは体内に蓄積されませんし、人の体内では合成することもできないため、日々、摂取を続けることが大切です。

なお、**ビタミンEは体内の脂質を活性酸素から守ってくれていますが、このときビタミンCが一緒にあることで疲れてしまったビタミンEをもう一度甦らせてくれます。**

オメガ3脂肪酸のために魚料理も忘れずに

「魚を食べると頭がよくなる」という歌詞の曲でも知られるように、魚は健康に大変よい食材です。食卓に上がる頻度が減っている魚料理ですが、目のことを考えれば、週に一度は食べておきたいところです。私も、魚はなるべく摂るように意識しています。

その大きな理由に**DHAやEPAといったオメガ3脂肪酸を摂れる**点があります。

EPAやDHAは、血液をさらさらにする有用成分として知られています。記憶能力や学習能力の向上に効果的です。

オメガ3脂肪酸は目の健康のために働き、網膜にある細胞膜を構成する成分でもあります。**血液の循環を改善し、動脈硬化を防ぐ効果が期待できます。**

非常に体にいい成分なのですが、体内では合成できません。食事などで摂る必要がありますから、肉だけでなく魚も食べることが大事です。

EPA・DHAが特に豊富な魚として、サケやサーモン、マグロ、さらにはイワシやサバなどの青魚が挙げられます。イクラなどの魚卵にも多く含まれています。ファミリー向けの回転寿司なら、こうした食材をお子さんも喜んで食べてくれそうですね。

オメガ3脂肪酸は脂溶性ビタミンの吸収をよくする働きもありますので、食べ合わせに役立てるのもいいでしょう。手軽なところでは、サバなどの缶詰もあります。

若さを保つ「赤い」食べ物アスタキサンチン

サケやサーモンには、強い抗酸化作用があるアスタキサンチンもたっぷり含まれています。**アスタキサンチンは天然の赤い色素で、ビタミンAのところでも触れたカロ**

テノイドの一種。エビやカニにも豊富に含まれています。
アスタキサンチンはがんや生活習慣病の予防をはじめ、疲労回復や美肌などにも効果があると期待されています。
眼精疲労を防ぐ働きなどもあり、サプリメントでもよく見かけますね。ちなみに、サケやサーモンは本来白身魚ですが、身が赤くなるのは食べているものにアスタキサンチンが多く含まれるためです。

目に貢献する色素・カロテノイドの仲間たち

カロテノイドには、ルテインやゼアキサンチンもあります。**いずれも強い抗酸化作用があり、黄斑に多く含まれる色素です**。これらが黄斑で光を吸収することで、目は強い刺激から守られています。

なかでもルテインは、目のなかの水晶体や黄斑部などにもともとある成分で、強力な抗酸化作用を持つ黄色の天然色素で、**紫外線やブルーライトから目を守るため「天然のサングラス」**とも呼ばれています。

加齢黄斑変性や白内障などの予防、コントラスト感度の改善、抗炎症、美肌効果があります。

なお、ルテインは青汁の材料として知られるケールやホウレンソウ、パセリなどから摂取できます。ゼアキサンチンが多いのは、パプリカやトウモロコシ、柿などです。

まだまだある目にいい食べ物

目の健康に欠かせない食材として、亜鉛も忘れてはいけません。**亜鉛は網膜や瞳孔の機能を支えています。不足すると、光を感じる力が弱まってしまいます。**亜鉛を多く摂れるのは牛肉や豆類、大豆製品です。大豆製品は、豆腐や油揚げ、納豆、味噌などバリエーションも豊富ですね。

また、目にいい食べ物といえば、ブルーベリーを思い起こす人も多いでしょう。実は、他の食材と比べて抜きん出て優れているわけではありません。ただ、**ブルーベリーにはポリフェノールの一種であるアントシアニンが豊富です。**この成分も強い抗酸化作用があり、目の炎症を軽くする力があります。

第二次世界大戦中にブルーベリージャムを多量に食べていたイギリス空軍のパイロットが、夜間飛行や明け方の攻撃の際、薄明かりのなかでも、ものがはっきりと見えたことが有名になり、広まりました。なお、**アントシアニンは、年齢や目の疲れからくるしょぼつき・かすみ・ぼやけを予防・改善できるといわれています。**

ブルーベリー畑は都市部の近郊にもあり、摘み取り体験を実施している農園もあります。他の食材もそうですが、お子さんが自分の手で収穫したり、料理したりという経験は、目によいメニューを積極的に食べるきっかけにもなるかもしれませんね。

これまでに挙げた成分を手軽に摂れるサプリメントも数多く販売されています。ただ、栄養はまずは食材から摂るように心がけましょう。たくさんの栄養素を一度に摂れるのも食事のいい点です。サプリメントはあくまでも補助的なものだと捉えてください。

そのうえで、目によい成分を摂取でき、味も食べやすく工夫された子ども向けのサプリメントもありますので、気になった方は試してみるといいでしょう。

それでも近視になってしまったら……近年注目の治療法

近視化を食い止めるにはオルソケラトロジーが最善の選択

見え方が一人ひとり違うように、スマホアイの程度や進行にも個人差がありますから、生活習慣の改善だけでは、ストップをかけられない場合もあります。視力が低下すれば、学校の検査などで眼科に行くよう促されることと思います。その先ではどのような対策があるのか、少しお話ししましょう。

視力の矯正にはメガネやコンタクトといった対処法もありますが、**小学生以上のお子さんには、私はオルソケラトロジーをすすめています。**知名度はまだ低いのですが、子どもの目への負担もリスク少ない確固たる方法です。

オルソケラトロジーは、ギリシャ語で角膜矯正療法という意味を持ちます。これまでの人生で眼科と縁がなかった方にとっては、角膜矯正療法という日本語も含め、耳慣れない言葉かもしれません。

夜間に装着すれば日中は裸眼で快適に過ごせる

この療法の大きな特色は、日中、裸眼で十分な視力を保って過ごせる点にあります。

かといって、レーシックのような手術は行いません。

毎晩、寝ている間に特殊なコンタクトレンズを装着するだけで、起床後はコンタクトを外して裸眼で過ごします。

「それだけでどうやって目がよくなるんだ？」

と不思議に思う方も多いでしょうが、ウエストを細く保つコルセットのような矯正

寝ている間にピントを合わせるオルソケラトロジー

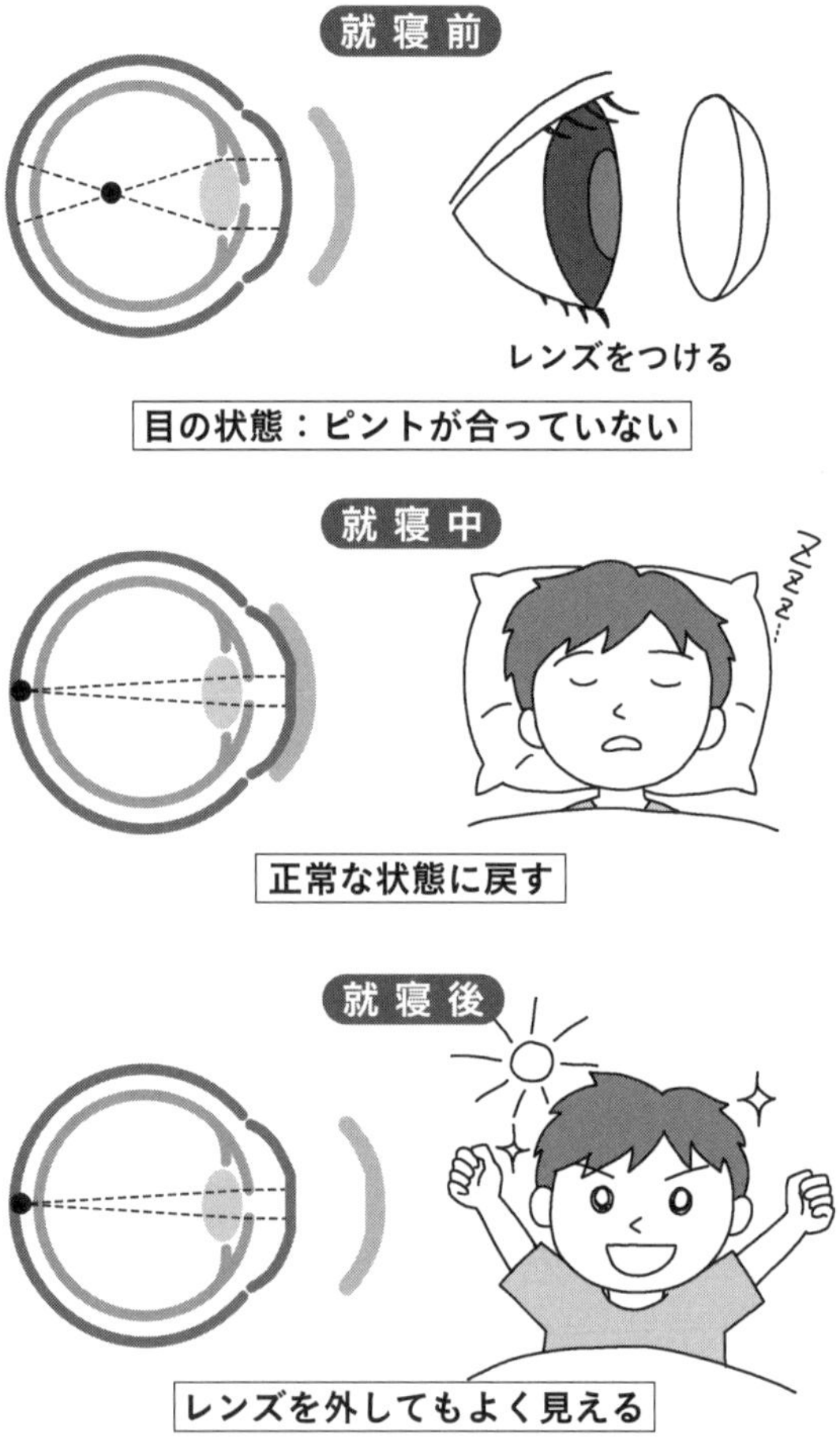

道具だと考えてください。**近視の目は屈折がずれ、ピントが合っていない状態です。そこで、オルソケラトロジーでは屈折が正常になるよう、コンタクトによって一晩中角膜に圧をかけて形状を矯正します。**

酸素透過性が高いため、夜間、ずっとつけていても問題はありません。

起床後は、コンタクトを外して過ごします。

快適に見えますから、眼軸の伸びも抑制されます。

角膜は、柔らかい組織でくせをつけやすい特徴があります。子どもの角膜は大人よりも柔らかいために矯正もしやすく、近視の進行をガッチリと食い止められます。近視になったら、できるだけ早く始めることをおすすめします。

手術はするの？　オルソケラトロジーのよくある誤解

クリニックで患者さんや保護者の方とオルソケラトロジーについて話していて感じ

ることがあります。それはどうも、リスクを伴った治療法だと誤解されている節があるということです。

近視治療といえば、レーシック手術がよく知られていますが、この手術に対する負のイメージがオルソケラトロジーの足を引っ張っているようなのです。レーシックは18歳以上が対象で、子どもは受けられません。手術後は裸眼で過ごせるようになりますが、一度手術すると元に戻すことは不可能です。近年では大人になってからも近視が進行する可能性もあり、1回手術をしたからといって安心とはいえません。

20万円以上という高額な費用がかかるうえに、レーシック手術を受けた患者さんが集団で角膜感染症の被害に遭う事件もありました。こうしたこともあってか、近年では手術件数が激減しているそうです。

消費者庁は、レーシック手術を受ける前に医療機関から十分な説明を受け、慎重に検討するよう呼びかけています。

国民生活センターは、「レーシック手術を安易に受けることは避け、リスクの説明を十分受けましょう！　希望した視力を得られないだけでなく、重大な危害が発生したケースもあります」［２０１３年12月４日公表］としています。

オルソケラトロジーは、保険が適用されず、自由診療となる点はレーシックと同じです。医療費控除の対象にはなりますが、10万円以上はかかるため、決して安いとはいえません。これらの点や知名度の問題から、レーシックと似たようなことをするのではないかと不安を感じている方もいるようなのです。

しかし、両者は完全に別物です。オルソケラトロジーではメスを入れるようなことはありませんし、目にかかる負担も軽く済みます。**試してみて自分には合わなかったというときに、柔軟な対応ができるのもオルソケラトロジーの長所です**。思うようにいかなかった場合、装着をやめれば目は元の状態に戻ります。

より安全な近視治療のオルソケラトロジー

基本はコンタクトレンズですから、この治療を受けるには自分で装着できる必要があります。そのため、幼いお子さんの場合はメガネで視力を矯正するほうが適しています。私のクリニックでは、**だいたい小学校に上がる前、幼稚園や保育園の年長さんぐらいからオルソケラトロジーにしている子もいます。**

寝ているときにコンタクトをつけることに不安を抱く方もいるかもしれません。たしかにカラーコンタクトなどは就寝時につけっぱなしにすると目が酸素不足になってしまいますが、**オルソケラトロジー用のコンタクトレンズは酸素透過性が高いため、寝ている間につけていても問題はありません。**

私のクリニックでは、メガネなどからオルソケラトロジーへ移行したお子さんもた

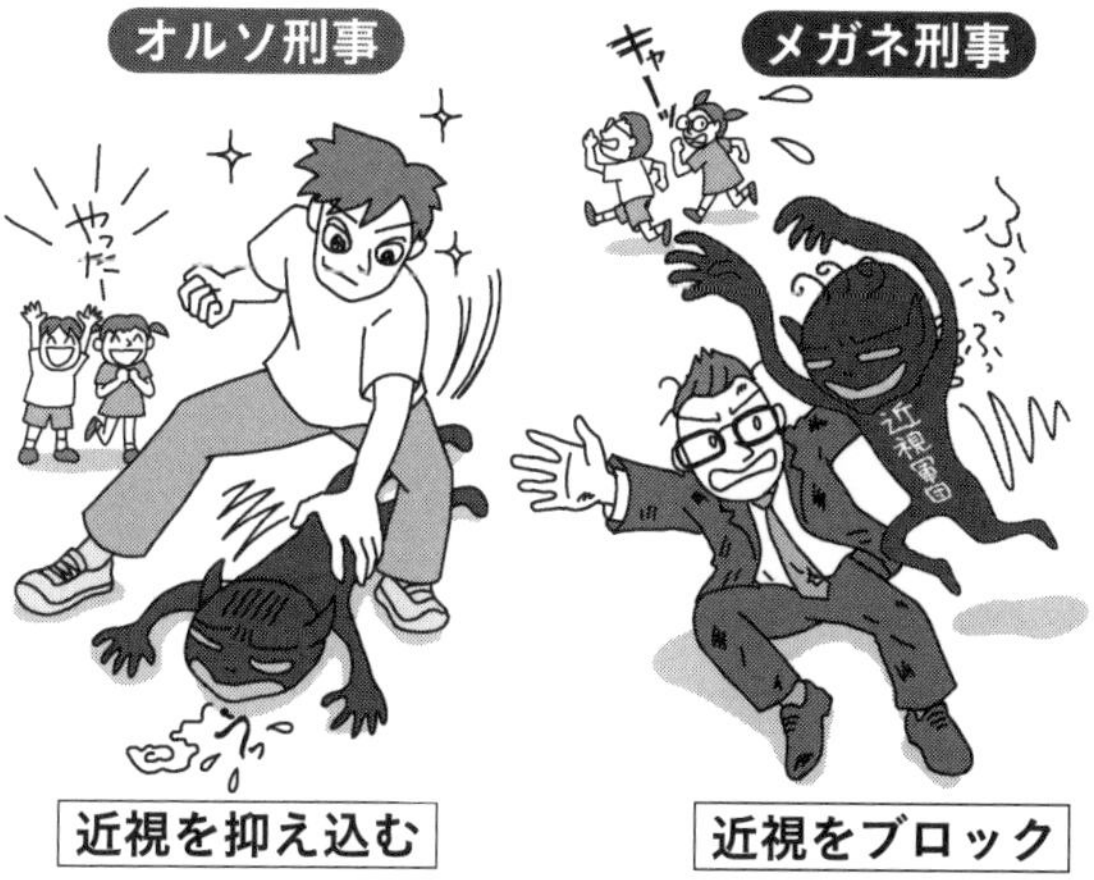
オルソ刑事
やったー
近視を抑え込む
メガネ刑事
キャー
ふっふっふっ
近視軍団
近視をブロック

くさんいます。

その理由として、まず、**近視の進行を防ぐ力が極めて強い**点が挙げられます。

どれほど差があるのか、突飛ですが、刑事ドラマでありがちなシーンでたとえてみましょう。

何人もの敵に追われた絶体絶命のピンチで「ここは私に任せて君たちは逃げなさい」と味方のために主人公が身を呈する場面がありますよね。

敵を近視の進行だと思って考えてください。自らの体を張って仲間を逃すのがメガネ刑事だった場合、時間稼ぎはできますが、敵の突破を許してしまいます。ちょっと頼りないですね。

一方、オルソケラトロジー刑事はというと、素手で相手を封じ込め、味方を守ってくれます。

メガネをかけると近視が進む？

また、これまで「強いメガネは近視を進めてしまい、弱いメガネは近視の進行を抑制する」といわれてきましたが、根拠がないことがわかりました。

今は「**ぼやけるメガネは近視を進行させる説**」が有力なようです。

メガネは中央部分がよく見えるものの、周辺の視野はピンボケしてしまいます。これはメガネの構造上どうしようもない問題です。目はこれではダメだと認識して、眼軸が伸びてしまうのです。

オルソケラトロジーは、すべての部位でピントが合って快適に見えている状態です

から、目もこのままで大丈夫と認識します。眼軸は伸びなくてよいと目は判断します。

また、オルソケラトロジーのメリットは、起きている間は裸眼で過ごせる点にもあります、特にスポーツをやっているお子さんの場合は、メガネだとプレイ中に不便に感じることも多く、コンタクトは外れる恐れがあります。

その点、**オルソケラトロジーであれば裸眼で視力もよくなっていますから、不安もなく思いっきりプレイできる**わけです。

これまではお子さんや保護者の方が「メガネは嫌だから」と視力が落ちているのに眼科を受診しないケースがありましたが、今ではそれに変わる方法があるわけです。

視力が落ち始めた目を放っておけば、近視はどんどん進行します。メガネの比ではありません。

先ほどの刑事ドラマの話でいえば、あっさり敵（近視）の突破を許し、もはや敵を手引きしているのではないかというレベルです。**オルソケラトロジーは、できるだけ**

早く始めることも肝心で、目安としては視力が0・7ぐらいまで落ちていたら、すぐに始めたほうがいいでしょう。

オルソケラトロジーは費用がネックではあるものの、先ほども触れたように医療費控除の対象となります。これは、医学的な方法によって、目を正常な状態に回復させるものであるとされるためです。一般的な近視に合うメガネやコンタクトを購入しても、視力回復目的でない場合、医療費控除の対象とはなりません。

オルソケラトロジーが奏功する鍵は継続にあり

メガネなど他の選択肢と比べてもメリットが多いオルソケラトロジーですが、注意点がないわけではありません。

一つは、毎晩、装着する必要があることです。睡眠時間が短いと型がつけられず、矯正も不十分になります。

装着をやめると元に戻る点は、メリットでもある一方でデメリットに感じる方もいるでしょう。継続することで型もしっかりとつきますが、型が崩れると視力は元に戻っていきます。朝方の視力は1・5程度なのに対し、時間が経つにつれ形状が少しずつ戻るため、夕方には1・0前後まで落ちることになります。

そのため、昨日はつけたけど今日はつけないといった使い方は好ましくありません。かさばるものではないですから、旅行時なども持ち歩くことをおすすめしています。

どの程度使い続けられるのかも気になるところでしょう。眼球の成長や製品の経年劣化などの関係で、3年に1回ほどは交換する必要があります。オルソケラトロジーレンズの寿命は、一般的な高酸素透過性ハードコンタクトレンズと同じくらいで、**2〜3年で交換が必要な場合が多い**です。レンズに傷や汚れが少なければ5年以上使用できる場合もあります。このあたりは、ハードコンタクトレンズと同じですね。

ふだんのメンテナンスもハードコンタクトレンズと同様で、週に一度のたんぱく除去が必要です。とはいえ、寝ている間しかつけませんから、汚れはそこまでひどくなりません。

まだまだある注目の治療法

オルソケラトロジー以外にも、近視抑制におすすめの治療法があります。マイオピンという低濃度アトロピン点眼薬で、いわゆる目薬の一つです。

マイオピンはアトロピンの濃度が0・01％や0・025％と非常に薄くなっています。アトロピンには眼軸の伸長を抑える効果があり、濃度が1％のアトロピンは以前から近視の治療に使われていましたが、瞳孔が開いたままになることから副作用が問題になっていました。

それに対して**マイオピンは副作用が極めて少なく、安全性が高い薬**です。シンガポールの国立眼科センターで潤沢な予算のもと研究が進められ、低濃度でも近視の進行を抑制することが証明されています。

軽度から中等度の近視の方に有効な薬ですが、効果を得るには2年間以上の継続使用が望ましいとされています。とはいえ、就寝前に一滴を点眼すればいいだけですので、ほとんど負担はありません。残念ながら保険の適応外ですが、費用は1ヶ月に数千円でそこまで高額ではありません。

なお、この薬で視力が回復するわけではありませんから、**オルソケラトロジーとマイオピンを併用するのが最も効果的**です。私のクリニックでも、多くの患者さんがオルソケラトロジーとの二本立てで近視に対抗しています。

その他には、遠近両用の多焦点ソフトコンタクトレンズも最近よく使われます。仕組みは複雑なので詳しくは説明しませんが、レンズ周辺部の網膜の焦点ボケを軽減することで眼軸が伸びるのを抑え、近視進行が抑制されると考えられているものです。オルソケラトロジーのできない強い近視の人も使えますが、昼間の装着が必要ですから10歳くらいからが使用の目安といえるでしょう。

レッドライト療法

国内で導入している眼科はまだ少ないものの、近年注目されている治療法がレッドライト療法です。

レッドライトとは、可視光線のうち波長が650ナノメートル前後の赤色光のこと。10年ほど前に中国で偶然、この赤色光による刺激が眼軸の伸張を抑制することがわかりました。

それ以降、中国ではレッドライトによる効果のデータが積み重ねられ、2021年にはアメリカの眼科学会誌で近視進行の予防効果について発表されています。

では、どのような治療なのかというと、**専用の機器を使って1回3分、1日2回、650ナノメートルの赤色光を照射するだけ**です。目薬ほどではありませんが、とても楽に行えますね。このルールに則って治療を進めた人の場合、**近視進行の予防効果**

は9割近くにものぼったといいます。また、可視光ですので、現時点では目に当てても副作用はないと考えられています。

レッドライト療法は、軽度から強度の近視まで幅広い人が対象です。この治療法も保険適用ではなく、ある程度の出費（初年度は適応検査なども含めて18万円ほど）が必要です。また、マイオピンとの併用はできません。

おわりに

子どもの近視を撲滅したい。
それが眼科医としての私の目標です。

近視が激増している現状に鑑みれば、とても達成不可能な目標に思えるかもしれません。たしかに、私一人がどれだけがんばっても、近視の撲滅はできないでしょう。だからこそ、本やＹｏｕＴｕｂｅの動画を通じて、少しでも多くの人に近視の怖さやスマホアイの怖さを発信し続けています。

本書を手にとってくださった方には、「スマホアイって何?」と気になった方や、「目のせいでそんな怖いことになるの?」と驚いた方もいると思います。
もし不安にさせてしまったら申し訳ないのですが、それもすべて、私たちにとっていかに目が大切であるかを、知っていただくためです。

情報発信のおかげか、私のクリニックにはインターネットなどで調べて遠方から足を運んでくださる患者さんもたくさんいらっしゃいます。

子どものオルソケラトロジーなどを検討される方は、クリニック選びも慎重になされているようです。

それだけ、目の治療は不安もあるし、子どもの将来が心配だからでしょう。

そんな患者さんと日々接していると、やはり日頃からもっと目のケアを当たり前に行う世の中になってほしいと思います。

目は大切だと誰もが知っているのに、「視力が落ちるのは仕方ない」「メガネやコンタクトを使うのが普通」という雰囲気があり、あまり目を大切にしていないように思えるのです。

毎朝、毎晩、歯磨きをするように、目も毎日ケアしていただきたいと思います。この本がそのきっかけになってくれたなら幸いです。

また、ＹｏｕＴｕｂｅには「近視の撲滅を目指すDr.まつおか」のチャンネルを開設し、目を守るさまざまな情報を発信しています。ぜひ本書とあわせて参考にしてみてください。

松岡俊行（まつおか・としゆき）

医学博士。眼科専門医。

大阪市出身。幼少より左右の視力に差があること（不同視）で目に興味を持つ。灘中学校・高等学校を経て、1992年京都大学医学部医学科卒。眼科研修の後、1996年京都大学大学院医学研究科、2001年、ロンドン大学UCL（University College London）客員研究員。京都大学大学院在学中に「Science」に、ロンドン留学中に「Nature」に論文掲載。2008年、京都大学大学院医学研究科准教授。2019年、大阪府吹田市に江坂まつおか眼科を開業。2021年、医療法人アメミヲヤ設立。2022年、「近視の撲滅を目指す Dr.まつおか」YouTubeチャンネル開設。

スマートフォンの普及による子どもの視力低下や、眼球運動、両眼視機能への悪影響などを懸念し「スマホアイ」と称して警鐘を鳴らす。子どもの目を守る眼科医として、寝ている間に専用のコンタクトレンズを装着することで視力回復を図る「オルソケラトロジー」を推進するほか、自宅でできる手軽な視力回復メソッドとして「マジカルフレーズ」を考案。視力の維持・回復だけでなく、視機能を守ることで子どもの健やかな成長を促す活動に注力している。

近著に『眼科医が考案　1日1分読むだけで目がよくなるマジカルフレーズ』（アスコム）。

スマホアイ
眼科専門医が教える目と脳と体を守る方法

発行日　2024年 5 月10日　第 1 刷

著者　　松岡俊行

本書プロジェクトチーム
編集統括　柿内尚文
編集担当　中山景
編集協力　宮田文郎
カバーデザイン　山之口正和＋齋藤友貴（OKIKATA）
キャラクターイラスト　たかいよしかず
イラスト　石玉サコ
DTP　辻井知（SOMEHOW）、藤田ひかる（ユニオンワークス）
校正　荒井よし子
協力　田代貴久＋佐瀬絢香（キャスティングドクター）

営業統括　丸山敏生
営業推進　増尾友裕、綱脇愛、桐山敦子、相澤いづみ、寺内未来子
販売促進　池田孝一郎、石井耕平、熊切絵理、菊山清佳、山口瑞穂、吉村寿美子、矢橋寛子、遠藤真知子、森田真紀、氏家和佳子
プロモーション　山田美恵

編集　小林英史、栗田亘、村上芳子、大住兼正、菊地貴広、山田吉之、大西志帆、福田麻衣
講演・マネジメント事業　斎藤和佳、志水公美
メディア開発　池田剛、中村悟志、長野太介、入江翔子
管理部　早坂裕子、生越こずえ、本間美咲
発行人　坂下毅

発行所　株式会社アスコム

〒105-0003
東京都港区西新橋2-23-1　3東洋海事ビル
編集局　TEL：03-5425-6627
営業局　TEL：03-5425-6626　FAX:03-5425-6770

印刷・製本　日経印刷株式会社

Printed in Japan ISBN 978-4-7762-1333-8